全国中医药行业高等教育"十四五"创新教材

中医传统文化概论

（供中医学五年制、八年制专业用）

主　编　刘巨海　李　明

全国百佳图书出版单位

中国中医药出版社

·北　京·

图书在版编目（CIP）数据

中医传统文化概论 / 刘巨海，李明主编 . —北京：中国中医药出版社，
2022.9 （2024.7重印）

全国中医药行业高等教育"十四五"创新教材

ISBN 978 – 7 – 5132 – 7697 – 9

Ⅰ . ①中…　Ⅱ . ①刘…②李…　Ⅲ . ①中国医药学—文化　Ⅳ . ① R2–05

中国版本图书馆 CIP 数据核字（2022）第 125905 号

中国中医药出版社出版

北京经济技术开发区科创十三街 31 号院二区 8 号楼

邮政编码　100176

传真　010-64405721

北京联兴盛业印刷股份有限公司印刷

各地新华书店经销

开本 787 × 1092　1/16　印张 8.75　字数 143 千字

2022 年 9 月第 1 版　2024 年 7 月第 4 次印刷

书号　ISBN 978 – 7 – 5132 – 7697 – 9

定价　35.00 元

网址　www.cptcm.com

服 务 热 线　010-64405510

购 书 热 线　010-89535836

维 权 打 假　010-64405753

微信服务号　zgzyycbs

微商城网址　https://kdt.im/LIdUGr

官 方 微 博　http://e.weibo.com/cptcm

天猫旗舰店网址　https://zgzyycbs.tmall.com

如有印装质量问题请与本社出版部联系（010-64405510）

全国中医药行业高等教育"十四五"创新教材

《中医传统文化概论》编委会

编写说明

　　中医学是根植于中国传统文化土壤之中、具有民族特色的医学体系。在漫长的发展过程中，中医学与中国传统文化相互交融、相互启发、共同发展。中医学的世界观、认识论、方法论、逻辑推理、概念体系、技术手段等方方面面均渗透着中医传统文化。

　　在中国传统文化的指引下，中医学推崇"天人合一"，认为人是天地自然的一部分，同时人体本身又是一个不可分割的整体。中医学是以人的健康与疾病为主要内容的医学科学，要认识人体，就必须认识人生活的环境。同时作为认识主体的人既不能置身于世外，也不能置身于生命之上，而只能作为世界与生命的一员来体察、揣测、领会。由此产生了从"整体"上认识世界、认识人体、认识疾病的方法论，形成了在技术手段上体现整体调控的独特优势。中医学在此基础上产生了辨证论治的独特诊治方法，如八纲辨证，以阴阳、表里、寒热、虚实为标准来分辨人的病证状态。而中医学的"八纲"与《易经》的"一阴一阳之谓道"是一脉相承的。

　　中医学的精髓在于贯穿中医学理论体系始终的思维方式。思维方式是文化的深层内容，是最能反映一种文化特征的因素之一，它于无声处对整个文化的发展起着广泛、深刻的影响。中国传统的思维方式注重从整体角度直观地把握事物，重视事物之间的联系和统一，"天人合一"就是一种最普遍、最基本的观念。在中国传统自然科学中，最能充分显示中国思维特色的就是中医学。中医学从"天人合一"观念出发，创立了独特的自然观、人体观、生命观、疾病观及临床方法论。中医学在中国古代能够走在其他科学的前面，与其思维方式是密切相关的。

　　思维方式不仅是传统文化的最高凝聚或内核，同时也属于哲学认识论范畴。哲学作为系统的世界观和方法论，在各种学术思想中处于核心和支配地位，并给予其他学术思想以重要而深刻的影响。中国古代哲学的发展十分活跃，多彩多姿，其中尤以儒道两家源远流长，对中医学的影响深广。

党的二十大报告中明确指出"促进中医药传承创新发展，推进健康中国建设"，中医药事业又一次迎来了高质量发展的春天。研究中医历代名医学术思想，是保护好、发掘好、发展好、传承好中医药事业的基础。传承精华、守正创新，在实现中华民族第二个百年奋斗目标的新征程中，梳理中医药发展脉搏，讲好中医药故事；借鉴中医药发展历史，指明中医药前进方向，这是中医各家学说工作者的任务，也是我们努力的方向。

本教材编写分工如下：第一章由刘桂荣、潘琳琳、李崧、王淞编撰；第二章由刘巨海、李明、江婷婷、李云峰编撰；第三章由李文华、王宪编撰；第四章由李文华、朱京编撰；第五章由江涛、王新彦、许坤、段展辉编撰。全书由刘桂荣审定。

中国传统文化与中医学博大精深，受水平和学识所限，加之时间仓促，所选内容及编写若存在不当之处，恳请使用者提出宝贵意见，以便今后不断修正提高。

《中医传统文化概论》编委会
2023 年 6 月

目　录

第一章 绪 论 ▷▷▷▷

　　文化是一个国家和民族生存、进步和发展的永恒标尺。中华民族历史悠久，文化源远流长，博大精深，中国文化在人类文化史上有着重要的地位和作用。中国文化以浩大磅礴的气魄，深沉厚重的蕴藉，绵长不尽的神韵，祥和智慧的魅力，培养、教化了一代又一代中国人，影响了中国人的过去、现在，也必将影响中国人的未来。

　　进入 21 世纪，中国经济迅猛发展，与世界其他国家的经济合作与文化交流日益频繁。随着先进科技、优势资本一同进入的外来文化与中国传统文化相互交融与拮抗，如何重新认识、解读，继承、创新和发展中国传统文化，建构适应新时代的文化体系，已成为中国文化发展的重要问题，也是关系到中华民族前途和命运的方向性大问题。

第一节　基本概念

一、文化界说

　　关于文化的定义，至今众说不一，未有统一的界定。1952 年，美国文化人类学家克罗伯和克拉克洪合著了《文化——有关概念和定义的回顾》一书，其中列举了西方学术界 1871 ～ 1951 年八十年间出现的各种文化定义达 164 种。1952 年以后，世界各地关于"文化"的新定义更是层出不穷，许嘉璐在《文化与语言》中认为，目前"文化"的定义已有 500 种之多。

（一）文

"文"最早见于商代甲骨文，写作 𝕏，是象形字，表示的是一个身有花纹袒胸而立之人，本义是纹理。《说文解字》解释为"错画也"，即各色交错的纹理。后世引申为文物典籍、礼乐制度、文德教化等。

（二）化

"化"是会意字，出现稍晚，甲骨文写作 𝕏，一个头朝上站立的"人"加一个头朝下入土的"人"，表示重生的改变，本义是教化。《说文解字》解释为"教行也"，即通过教育改变人们的言行。"化"字从"人"从"匕"，《说文解字》曰："匕，变也，从倒人。"可以看出，"化"由一正一倒的两个人组成，要使两人和谐融洽，相顺而不悖，就需要迁善、感化和教化。后世引申为改易、变化、生成等。

（三）文化

"文"与"化"并列使用，最早见之于《周易·贲卦·象传》："刚柔交错，天文也。文明以止，人文也。观乎天文，以察时变；观乎人文，以化成天下。""观乎天文"可以知道四季变更的自然规律，"观乎人文"可以使人们用文明指导行为。在这里，"人文"与"化成天下"紧密联系，"文明教化"或"人文教化"的思想十分明确。

"文"与"化"合为一词是在西汉以后，刘向的《说苑·指武篇》云："圣人之治天下也，先文德而后武力。凡武之兴，为不服也，文化不改，然后加诛。"晋·束皙《文选·补之诗》云："文化内辑，武功外悠。"南齐王融的《三月二日曲水诗序》云："设神理以景俗，敷文化以柔远。"这里的"文化"取其文明、文雅、文治、教化的意义，也是指以文来教化。

我国对文化学的研究始于洋务运动和戊戌变法前后，以张之洞、梁启超为代表的一些有识之士曾对中国传统文化进行了一定的反思。20世纪80年代以来，我国"文化热"现象经久不衰。1979年修订的《辞海》对"文化"概念的解释具有一定的代表性："文化，从广义来说，指人类社会历史实践过程中所创造的物质财富和精神财富的总和。从狭义来说，指社会的意识形态，以及与之相适应的制度和组织机构。"

文化就其定义，可以大致分为广义和狭义两种。广义的文化，包括物质生产文化、制度行为文化和精神心理文化三个层次的内容，是涵盖所有人类文化成果的大文化观。狭义的文化，专指思想文化。

（四）文化与文明

中国古代典籍中，"文明"的含义是文德、光明、文采。《尚书·尧典》赞美虞舜"睿哲文明"，唐代折学家孔颖达解释曰："经纬天地曰文，照临四方曰明。"

文化是人类创造的所有物质财富和精神财富的总和，文明则是这两种成果达到一定发展水平的产物，具体指在一定社会生产力发展水平上，以个体家庭、私有制和国家的产生为标志。

二、文化的分类与构成

（一）分类

文化研究者往往根据各自不同的视角，对文化作不同的分类。

从时间角度，可分为原始文化、古代文化、近代文化、现代文化等。

从空间角度，可分为东方文化、西方文化、非洲文化、南亚文化等。

从地理环境，可分为大陆文化、海洋文化、草原文化、河谷文化等。

从生产方式，可分为农业文化、工商文化、游牧文化、旅游文化等。

从社会阶层，可分为贵族文化、平民文化、官方文化、民间文化等。

从社会功用，可分为礼仪文化、服饰文化、企业文化、校园文化等。

从文化地位，可分为主流文化、亚文化（次文化、副文化）、反文化、俗文化等。

从文化构成上，可分为物质文化、制度文化、行为文化、精神文化等。

从文化客体具体形态上，可分为茶文化、药文化等。由此，也有了"中医（药）文化"。

（二）构成

文化的构成分三个层面：物质生产文化、制度行为文化和精神心理文化。物质生产文化处于文化结构的表层，制度行为文化处于文化结构的中层，精神心理文化处于文化结构的深层。

1. 物质生产文化

物质生产文化又称物态文化，是人类所从事的物质生产活动及其结果的总和，是构成整个文化的基础，是文化中最活跃的因素。物质生产文化以满足人类自身生存发展所必需的衣食住行等各种条件为目标，直接反映人与自然的关系，反映人类对自然的认识、利用和改造的程度和结果。

物质生产文化当中也凝聚了人类认识、改造自然的精神因素，如在传统农业宗法社会里，人们根据不同的年龄、职业、辈分等，对每一具体个人的衣食住行做了明确规定。单就服饰而言，封建时代不同品级的官员在服饰的颜色、形制、质地、图案等方面都有显著的差别。

2. 制度行为文化

人类在社会实践中建立的各种规章制度、组织形式，包括婚姻、家庭、政治、经济、宗教等制度，以及在人际交往的历史中形成的风俗习惯，构成人类的制度行为文化。制度行为文化包含两个层面：制度文化和行为文化。所谓"在上为礼，在下为俗"。

制度文化是根据一定的观念和需要建立起来的国家制度，诸如政治制度、经济制度、法律制度、教育制度、婚姻制度等，还包括社会组织机构和工作部门的设置及与之相应的制度、规章、条例等。中国传统文化中所说的"周礼"是指"周之政法"。制度文化建立在物质文化的基础上，具有鲜明的时代性，同时又带有精神文化的深刻烙印。

行为文化是在制度文化影响下形成的民族的、地域的风俗习惯，行为礼仪，交往方式和节日庆典等。这种行为文化从属于一定的文化体系，往往超越制度文化的变更而存留下来，更具有历史传承性。

3. 精神心理文化

人们在长期的社会实践活动中孕育而成的价值观念、思维方式、道德意识、审美趣味、民族性格等都属于精神心理文化。精神心理文化反映的是人们的内心世界，潜伏在整个文化系统的深层。具体说来，精神心理文化又可以分为意识形态和社会心理。其中，意识形态与制度文化相对应，社会心理与风俗习惯、行为文化相对应。

在文化结构的三个层次中，精神心理文化中最核心的部分是思维方式、价值观念、人生态度，以及由此决定的行为准则，也就是我们所说的世界观、人生观。文化差异的关键是深层文化的不同。

三、文化的特点

（一）民族群体性特点

民族群体性是文化最显著的特点，是文化的基本属性。比如，中国人过中秋节、除夕、元宵节、春节、端午节等，西方人过圣诞节、愚人节、情人节等。这些不同民族的节日习俗蕴含着浓厚的民族情结，它能使不同的人在同一时间，怀着相同的观念和情感，去做同样一件事情，实现同一个目标。文化成为民族划分的一个重要标志，这本身就说明了文化的民族性特点。世界上的大多数文化是民族文化，是既往的民族感情和民族意识的理性积淀。特定的民族文化反映着特定民族的政治传统、思维定式、伦理观念、价值取向和国民品性等深层次的民族文化底蕴及其价值体系。

（二）地域限定性特点

文化带有地域限定性特点。地域性是文化发生、生长的土壤。人们常说"一方水土养一方人"，还说"百里不同风，十里不同俗"。这说明，长期生活在某一个地方的人们，由于地理环境、自然气候等所表现出来的不同特点，会影响到人们的生活方式、思维模式、道德观念。比如，我们通常所说的海洋文化和内陆文化的差异，就明显地表现了地域限定性特点。这种差异可能是从语言到饮食、从做事到思想、从礼俗到观念等全方位的差异。中国传统文化中的一些传说和理论学说与中国这片黄土地相联系，如中医学中五行与东西南北中五方的相配关系、与四季的关系，都与中国所处的纬度有着紧密的联系。

（三）历史传承性特点

历史传承性特点也称为文化的传统性特点，是文化具有强大生命力的体现。中国传统文化尤其体现了这一特点。

文化在历史中发展，文化是历史的沉淀。由历史形成的文化模式深刻地影响着人们的社会行为方式，尤其是以哲学、宗教、道德、伦理为核心内容的思想文化，它与物质文化、制度文化不同，物质文化和制度文化会随着历史的发展而过时，失去它的直接作用，但思想文化中所蕴含的、代代相传的思维方式、价值观念、行为准则等却根深蒂固地潜藏着，这种潜藏的基因在某一天就会显露，这是"文化遗传"的现象和规律。今天的中国文化，是昨天中国文化的延续，又是明天中国文化的母体。但是不管文化潜藏还是显现，既已形成的文化传统总是一以贯之的。文化以语言为其贮存传统的宝库，语言不灭，文化永存。

（四）现实变异性特点

文化在一方面固然有其明显的历史传承性，另一方面又具有一定的现实变异性。尽管文化具有明显的传统特点，但并不是说文化是一成不变的，传统文化是历史的结晶，但它总在不时地抖落其身上的尘埃，表现出新的面貌，而有着活的生命。社会生产力的发展水平、物质文化的发展水平决定了社会的文明程度，随着科学技术的发展，人们认识与改造世界的能力不断提高，文化的内容也不断地增加、更新和发展。在历史进程中，有的文明逐渐消失，有的文明被另一种其他文明取代。在文化力的交相作用下，各种文化会相互影响、相互渗透。

四、文化的功能

文化的功能是指文化在人们的社会实践中所发挥的重要作用。文化的功能是巨大的、多重的，大致有以下四个方面。

（一）承传功能

文化的承传功能是指文化可以被认知、继承和传播的功能，或称之为文化的认知和传播功能。当人类过去的活动已经成为历史的陈迹，只有在文化中还能存留着这些前尘影事的印痕，起着"前人所以垂后，后人所以识古"的作用。

文字是人类伟大的创造，它既是人类文化的现象，又是人类文化的载体，它对文化的记录和传播功能是相当巨大的，它可以超时空地把人们的思想传之远方，遗之后世。我们现在之所以能够领略先民所创造的、灿烂的古代文化并加以继承，靠的就是文化的承传功能。

人类创造的物质文化同样具有承传功能。一种劳动工具、一种生活用品、一种特色建筑、一种艺术装饰都可以使人感受到昔日故地的风土人情、历史沧桑和思想观念的底蕴。如我国古钱币外圆内方的造型既表现了古人天圆地方的认识，又体现了中华民族的民族精神；故宫建筑艺术就展现了古代帝王的皇权威仪等。

同时，由于文化已经渗透在社会各个层面，所以社会的各个领域也都从不同侧面反映和表现出文化的信息，在学科的各个门类中也都承传着文化母体的因子。比如，中医学既是中国传统文化的一个组成部分，又是中国传统文化的独特表现形式，二者之间存在着密切的关联。在中医学领域中承传着许许多多中国传统文化的基因。

（二）教化功能

文化的教化功能是指文化对人的教育感化作用。

人从出生开始，就无可选择地生活在一定的文化环境中，家庭、学校和社会都是一定的文化环境，家庭熏陶、学校教育、社会上的各种规章制度、风俗习惯都在不同程度地制约着、影响着人们。

文化的教化功能不仅表现在文化的外在层面，如物质文化和制度文化，而且更重要的是表现在思维方式、行为习惯、价值观念、审美趣味这些深层结构。随着文化环境的改变而变化的思维方式、价值观念、审美趣味，正是文化的教化功能的具体体现。

（三）凝聚功能

同一个社会群体的人们，在同一文化类型或模式中得到教化，从而产生相同的思维方式、价值观念、行为准则、审美情趣、喜怒爱憎，而紧紧地团结在一起，形成一种集体意识和力量，这就是文化的凝聚功能。所谓"物以类聚，人以群分"，人们之所以能"类聚""群分"，其内在根源就在于相同的文化内涵和文化底蕴。张岱年先生在《儒家与现代化》一书中说："一个凝聚力，一个同化力，都不是简单的，都有其思想基础。"就中国文化的凝聚力来看，这个思想基础主要是儒家文化。

中华民族凝聚力的核心，既不是经济利益聚合力，也不是单纯的种族血缘认同力，而是长期历史积淀下来的对民族文化的认同感，即文化凝聚力。具体表现为：万物一体、天人合一、天下大同的价值取向，使海内外炎黄子孙产生了很强的归属感和认同感；自强不息、厚德载物、内向互济、贵中尚和的处世精神，给民族凝聚力的形成提供了基本动力和条件。

（四）调控功能

文化的调控功能主要靠制度行为文化和精神思想文化来实现。原始社会没有阶级，没有国家，也没有法律，于是靠原始的宗教信仰、宗法观念、传统道德来调控。在中国漫长的封建社会里，礼乐制度是主要的调控手段。在历史上，汉代的制礼作乐，宋明时期的推崇理学，都是文化调控作用的具体体现。而在中国近现代历史上，社会的重大变革都以文化为先行，如五四运动、"两个凡是"论争，新时期改革开放政策的实施也是以文化为先行的。即便是在法制社会里，法律只能是对道德底线的最后保证，更高层次的社会调控仍然需要依靠道德文化。

第二节　中国传统文化

一、中国传统文化的形成背景

就中国传统文化产生的背景看，中国的大部分地区处于暖温带大陆性气候带，经济基础是以农业为主的自给自足的自然经济，社会组织是血缘宗法制。这三者共同构成了中国文化的根基，决定了中国文化的类型，使中国文化独具特色。

（一）自然固有的地理环境

我国处在亚洲大陆的东部、太平洋西岸，是一块半封闭的大陆。除东南及东部面向海洋外，东北、北部、西北、西部、西南皆与欧亚大陆连接，但却被河流、沙漠或高原峻岭所阻隔，形成了一个相对封闭的地理单元。我国地势西高东低，高山、高原及大型内陆盆地多分布在西部，大平原及丘陵多分布在东部。我国大部分地区处在北温带，气候温和，一年四季分明。中华民族生息、繁衍，主要在这些地区。

我国地域辽阔，地理位置比较优越，特别是东部地区，气候温暖多雨，季风发达，夏季与雨季同步，为农业的发展提供了适宜的条件。特别是黄河中下游地区，没有海浸和河流改道的威胁，成为先民生活的最适宜地区。据文献记载和考古发掘证明，夏商周活动的中心地区正是自然地理环境最优越的现在的河南省中、北部，山西省南部，陕西省的关中地区，河北省的西南部和山东省的西部，这些地区正当黄河的中下游一带。先民的生活方式多以农业为主的，中国传统文化不论是物质方面还是精神方面，都是建立在农业生产基础之上的，它形成于农业区，也随着农业区的不断扩展而扩展。

中国自然地理环境对传统文化的影响是多方面的，其中主要表现在两个方面：一是文化的多样性与多元一体格局。中国古代就形成了东南、中原以农耕为主，而西北以畜牧为主的人文生产景观。这与欧洲农牧相间结合、亦农亦牧的情况有很大不同。同时，由于从南到北温度和干湿度的变化，决定了淮河、秦岭以南的中国南方产业结构以稻作农业为主，淮河、秦岭以北至长城的中国北方以粟作农业为主，而长城以北则以游牧业为主。由于中原地区自然环境相对优越，文明起步较早，历史上还形成了各民族内聚，多元文化类型融合的趋势，从而出现了中国传统文化形成发展过程中的多元一体格局。二是文化的封闭性大于开放性。由于中国四周的天然阻隔和相对封闭的自然地理特点，中国古代一直缺乏对外开放、向外进取的条件和动力。相对优越的地理环境，加上中华先民的勤劳智慧，使古代中国在西方近代文明兴起之前，长期成为世界东方乃至整个世界最富足最强大的国度。长期以来，由于绝大部分人口都集中在地理环境相对优越的中原、东南农耕区域，人们在有限的土地上，精耕细作，集约经营，对土地产生了一种特殊的感情，时日积久，便养成了中国人安土重迁、安分守己、乐天知命的民族性格，并由此培养了中华民族对乡土的眷恋和对故国的深切情怀，增强了民族凝聚力。

（二）自然经济为主体的经济形态

文化总是与经济紧密地联系在一起。中国文化源远流长的历史原因在于中国几千年来始终是以农业为主的、自给自足的自然经济社会。

中国的封建经济是自给自足的小农经济，自然经济的生产单位是家庭，人们"食吾之所耕而衣吾之所蚕"。人们衣食所必需产品的全部生产过程都是在家庭内部完成的。例如，粮食从种到收到加工成食品，棉花从种到收、从纺线织布到制作成衣，完全靠家庭成员自身来完成，男耕女织是主要的劳动形式。《汉书·食货志》里曾这样说过："一夫不耕，或受之饥；一妇不织，或受之寒。"其生产的目的主要就是为了解决吃饭、穿衣问题。

首先，农业经济培养了中国人乐天知命的性格和吃苦耐劳、勤俭持家的美德。农业经济最显著的特点是对自然条件有很强的依赖性。中国社会很早就形成的"天人合一""天人协调"的哲学观念，是中国人依赖自然、适应自然的一种表现。其次，农业经济培养了中国人的务实精神。农民在农业劳动过程中领悟到一条朴实的道理：说空话无济于事，踏实做事必有所获。最后，农业经济造就了中华民族是一个爱好和平的民族。农民固守在土地上，这既是农民自身的要求，也是主要的生存方式。

（三）多元一体的社会背景

在我国漫长的历史发展进程中，不论是朝代演变、政权更迭，或者是内乱纷争、外族入侵，统一的多民族国家的形成与发展始终是历史的主流。中华民族的统一性和整体性，是中国文化形成和发展的大背景，是中国传统文化体系的一部分，同时也对中国传统文化产生了重大影响。在统一的多民族国家形成和发展的大背景下产生的中国传统文化，体现着统一性和多元性的特征。

（四）宗法制度为主的组织形式

在人与人的关系中，最基本、最原始的是人与人之间的自然关系，即以婚育为前提形成的血缘或血亲关系。所谓血缘宗法制度，就是以血缘关系的远近亲疏作为区分高低贵贱的准则法度。宗族就是指拥有共同的祖先，有着共同血缘关系的人的集合体。宗与族互为依存，同宗者必同一血缘，共祭同一祖庙；同族者必有共同的所尊之祖、所敬之宗。在"宗族"这一概念中，祖先崇拜和血缘关系被有机地结合在一起，血缘关系是祖先崇拜的基础，祖先崇拜又是强化血缘关系的纽带。

宗法制度是与封建统治、自然经济相匹配的组织形式。血缘与国家政权结合起来形成了国家政权中的宗法世袭制度。王位和官职的世袭，便形成了中国社会的家天下。儒家学说的政治理想就是把血缘宗法思想贯彻于整个社会生活之中，汉代的董仲舒提出的"三纲五常"，强调君权、父权、夫权，是以血缘关系为基础、核心和纽带而提出的封建统治原则。

宗法制度是中国社会最基本、最普遍、最重要的社会组织制度。它是一系列古代国家制度和社会制度的重要基础。宗法关系和宗法观念存在于社会的政治、经济、法律、文化等诸多领域，构成了中国传统社会的一个基本特征。随着中华人民共和国的建立和中国特色社会主义市场经济的发展，传统宗法制度已经逐渐消失。

二、中国传统文化的界定

（一）中国文化

中国文化是与外国文化对举的概念，是指中华民族及其祖先在自己脚下这块土地上创造出来并传播到世界各地的文化总和。中国文化是一个历史的、动态发展的概念。最初，"中国"并不具有国家实体的含义，而是地域概念。中国的"国"字是个象形字，本义是城邑，"中"是中心。父系氏族公社以后，由氏族部落联盟首领演变而来的国君，普遍采用筑城而居的方式，统治本城邑及其周围地区（"野"）。由于居住在黄河中游一带的夏人处在地望的中心，故最早的"中国"指夏人所居之城，指的是以洛邑为中心的地区。夏人也就是中国人，《说文解字》载："夏，中国之人也。"随着华夏族及后来汉族活动范围的扩大，"中国"一词包含的范围也在扩大。

（二）中国传统文化

所谓传统，就是世代相传且具有根本性的事物、行为、制度、信念的总和。"传"本义是"驿"。古代国家政令等重要信息的传递主要依靠在驿站不停地更换车马才能达到。后引申为传授、延续、继承、相传等。韩愈《师说》载："师者，所以传道、授业、解惑也。""统"本义是蚕茧的头绪，段玉裁《说文解字注》载："众丝皆得其首，是为统。"后引申为纲要、根本、世代相承和彼此联系的事物。传统作为单一概念是汉代以后出现的，它正是取了"传"的相传、继续和"统"的根本之意。所谓传统文化，是指在长期的历史发展过程中形成和发展起来的，保留在每个民族中具有稳定形态的文化。它是一个民族的历史遗产在现实生活中的展现，有着特定的内涵和占主导地位的基本精神。它负载着一个民族的价值取向，影响着一个民族的行为方式和生活方式，衍生出一个民族自我认同的凝聚力。中国传统文化以儒学文化为主干。

三、中国传统文化的基本精神

文化的基本精神就是文化发展过程中内在的动力，也就是指导民族文化不断前进的基本思想。

（一）以人为本

美国哈佛大学教授杜维明认为，"中国文化关注的对象是人"，可以说主要是一种"哲学人类学"。以人为本的人文主义或人本主义，向来被认为是中国文化的一大特色，也是中国文化精神的重要内容。中国文化侧重于人与社会、人与人的关系，以及人自身的修养问题。中国哲学，无论儒、道、佛，本质上都是一种人生哲学。从总体上看，以儒道两家为核心的中国传统文化，是一种伦理本位的文化，尤其以儒家为代表的"以人为本"的思想，在后来的封建社会中得到广泛的认同和创造性的发展。必须指出，中国传统文化中的人本主义与西欧14～16世纪文艺复兴时期兴起的人文主义在文化精神上存在着本质区别。中国人本主义以家庭为本位，以伦理为中心，西方人文主义则以个人为本位，以法治为中心。中国文化重人，在尊重个人价值和个体的自由发展基础上，将个体融入群体，强调伦常观念，强调人对于集体和国家的义务，是以道德修养为旨趣的道德人本主义。

（二）天人合一

"天人合一"是中国人处理人与自然的关系所持的基本思想，就是肯定人与自然相互统一。然而"天人合一"思想又不仅仅是一种人与自然关系的理论，也是一种关于人生理想、人的最高觉悟与境界的体现。

1."天人合一"强调人是自然的一部分

"天人合一"思想在春秋时就已有之。《周易·大传》说太极生两仪是万物的根源。"有天地，然后有万物；有万物，然后有男女；有男女，然后有夫妇"（《序卦传》）就肯定了人类是自然界的产物，是自然界的一部分。

汉代思想家董仲舒说："天地人，万物之本也。天生之，地养之，人成之。天生之以孝悌，地养之以衣食，人成之以礼乐。三者相为手足，合以成体，不可一无也。"人与天地万物合成一个不可分割的整体。

2. 人要服从自然规律

张载说："若阴阳之气，则循环迭至，聚散相荡，升降相求，氤氲相揉，盖相兼相制，欲一之而不能，此其所以屈伸无方，运行不息，莫或使之，不曰性命之理，谓之何哉？"(《正蒙·参两》)，又说："一物而两体，其太极之谓与！阴阳天道，象之成也；刚柔地道，法之效也；仁义人道，性之立也。三才两之，莫不有乾坤之道。"(《正蒙·大易》)《春秋繁露·阴阳义》也说："天亦有喜怒之气，哀乐之心，与人相副。以类合之，天人一也。"所以阴阳相互作用、相互推移的规律是贯穿自然界与人类的普遍规律。老子说："人法地，地法天，天法道，道法自然。"(《老子·二十五章》)强调了人也要服从自然规律。

3. 道德原则与自然规律一致

孟子认为，人性是天赋的，所以知性便能知天。他说："尽其心者，知其性也。知其性，则知天矣。"(《孟子·尽心上》)张载也说："性与天道云者，易而已矣。"(《正蒙·太和》)性与天道具有同一内容、同一法则。

4."天人合一"是人生最高境界

张载接受了《周易·大传》中的"天人协调"思想，指出："天能谓性，人谋谓能。大人尽性，不以天能为能，而以人谋为能。故曰'天地设位，圣人成能'。"(《正蒙·诚明》)说明人不仅应该尽天性，还须尽人谋，以补自然的不足。张载还提出"天人合一"是"诚明"境界，"诚"是最高的道德修养，"明"是最高的智慧。以"天人合一"为诚明，也就是以"天人合一"为最高觉悟。

到了宋代，张载明确提出"天人合一"，他在《正蒙·诚明》中说："儒者则因明致诚，因诚致明，故天人合一，致学而可以成圣。"

（三）贵和持中

中国文化的基本精神还包括了贵"和"、持"中"的思想。注重和谐、坚持中庸，和为贵，追求天人和谐、人与人的和谐、人自身的和谐，这种和合、持中的思想流淌在中华民族文化肌体的每一个细胞中。

中国文化是"和"的文化。意思是和谐与协调，不走极端。"中""和"思想在中国文化中有着重要地位和巨大影响。

1. 以和为贵

"和"的思想在孔子之前就已经产生，孔子对"和"也给予很高的评价。他把对待"和"的态度，作为区分"小人"与"君子"的标准："君子和而不同，小人同而不和。"(《论语·学而》)"礼之用，和为贵"，把和作为处事、行礼的最高境界。老子也提出："万物负阴而抱阳，冲气以为和。"(《老子·第四十二章》)认为道蕴涵阴阳两个方面，万物都包含着阴阳，阴阳相互作用而构成和。"和"是宇宙万物的本质，也是天地万物生存的基础，在此基础上，先秦的思想家把"和"与"合"结合起来，"和"指和谐、和平、祥和，"合"是结合、合作、融合。

2. 中庸之道

与"贵和"思想联系在一起的是"尚中"，"和"是一种状态、一种理想境界。而达到"和"的手段与途径则是"持中"。这个"中"一是指事物的"度"，是恰如其分、不偏不倚，即"中庸之道，不偏不倚"，中庸的"中"又有中正、中和、不偏不倚等含义，"庸"是用的意思，"中庸"就是用中之意。中庸也就是把两个极端统一起来，采取适度的中间立场。二是对事对人，都不能走极端，避免两极而取其中。所以中庸之道的真谛在于坚守中正，寻求适度，不偏不倚，无过无不及。儒家的思想家们把"和"与"中"看得非常重要，《中庸》指出："喜怒哀乐之未发，谓之中；发而皆中节，谓之和。中也者，天下之大本也；和也者，天下之达道也。""中"与"和"相辅相成，运用得当，就能实现万事万物的理想。所以，守中，不走极端，成为古代中国人固守的人生信条。

中庸之道成为一种根本的处世之道，一种境界。要达到这一境界，必须经过五个步骤："博学之，审问之，慎思之，明辨之，笃行之。"(《中庸》)

(四) 尊亲崇德

中国文化是农耕文化，具有伦理型的特征。中国又是一个多民族、地域广阔的国家，尊亲崇德是维系国家和谐关系的主要精神纽带。

1. 尊亲就是孝悌

尊亲的具体要求就是讲孝悌，"百善孝为先"。孝是指"善事父母"；悌指"敬爱兄长"，孝悌之心可以推而广之，由尽孝而尽忠，由事兄而敬长。家庭血缘的亲情进一步放大，可以作为社会一般成员之间的和睦相处的伦理准则。在维护宗法制度方面，"家"与"国"、"孝"与"忠"看似不同层次、不同概念的两对范畴，却绝对地统一起来，绝对的一致：因为"家"是"国"的基础，有小家才有国家；"国"是"家"的延伸，国家固小家稳，所以对祖宗、父亲孝敬的家庭成员，转而作为社会成员，不可能对君上不忠。

2. 崇德就是"三不朽"

"德"的内涵十分丰富，如仁义礼智信、温良恭俭让，礼义廉耻、忠孝节义等。孟子说："富贵不能淫，贫贱不能移，威武不能屈。"达到"德"必须经过人格修养，道德升华和人格的完善必须通过"正心"和"修身"的途径来实现。孔子说："欲治其国者，先齐其家；欲齐其家者，先修其身；欲修其身者，先正其心。"做到这些才能"太上有立德，其次有立功，其次有立言。虽久不废，此之谓不朽"（《左传》）。因此"立德"成为中国人超越生命价值的永恒追求，也是成就中国人伟大人格的根本所在。在"三不朽"中以"立德"最为难能可贵，要建功立业，就要加强道德修养，具备世人推崇的高风亮节。

（五）刚健自强

《周易·乾卦》中说："天行健，君子以自强不息。"健，是刚健、刚强不屈；自强不息，是积极向上、永不停止。日月星辰，运行不已，从不间断，应为刚健，人应效法天的运行而自强不息。

1. 志存高远

孔子说："三军可夺帅也，匹夫不可夺其志也。"（《论语·子罕》）王守仁说："志不立，天下无可成之事。"（《王阳明全集·教条示龙场诸生》）因此"志"是人自强不息的精神动力，没有远大的理想和奋斗的目标，不可能成为有作为的人。

2. 刻苦坚忍

立志之后，贵在刻苦努力。所谓"天将降大任于斯人也，必先苦其心志，劳其筋骨，饿其体肤，空乏其身，行拂乱其所为"（《孟子·告子下》），锲而不舍、金石可镂，水滴石穿、铁杵磨针，鞭策人们吃苦耐劳、自强不息，付出常人难以想象和承受的辛劳，才能成就大事，达到人生的目标，实现人生的最高理想与境界。

3. 逆境奋斗

文王拘而演《周易》，仲尼厄而作《春秋》，屈原放逐乃赋《离骚》，孙子膑脚《兵法》修列，司马迁宫刑著《史记》等，同样体现出逆境中坚韧不拔的自强不息精神。

四、中国传统文化的发展与演变

中国传统文化在长期的发展过程中，不仅不断地汲取和融合了祖国母体文化中的各种思想营养，同时也吸收了外国异质文化中的有益成分，它始终紧扣历史脉搏，体现出鲜明的时代精神，并随着历史的发展，不断地赋予新的内容。

（一）先秦时期诸子之学

先秦时期是中国思想文化发展的极其重要的阶段，它处于中国思想文化的开创时期，对中国思想文化的发展起到了奠基作用，是几千年中国思想文化发展的源头。先秦时期思想和学术十分活跃，百家并起，学派林立，出现了儒家、墨家、道家、法家、名家、阴阳家、农家、杂家等著名学派，孔子、墨子、老子、庄子、孟子、荀子、韩非子等一大批思想家，形成百家争鸣的学术繁荣局面。

儒家是先秦诸子中颇有影响的学派，由思想家孔子创立。孔子建构了一个以"仁"为核心的儒家思想学说。在孔子的思想体系中，"仁"是一个哲学范畴，最本质的含义是"爱人"。"仁"是人的本质，凡是人都有"爱人"的义务，"爱人"具有绝对和普遍的意义。

"礼"是外在行为的规矩准则，包括秩序体系、行为规范、法律纲纪、修身依据、治国之器等。在政治层面，"礼"是立国、治国的纲纪，国家的组织系统、典章制度、法度等，都依靠"礼"来维系；在教育层面，"礼"是一种教育方法，旨在培养人的理想人格；在社会层面，"礼"是群体性生活的秩序，是人伦活动的规范。

道家以"道"为最高范畴，认为"道"是世界本源。"道"为天地之母，化生了天地万物。"道"不可言说，表现为"无"，"天下万物生于有，有生于无"。"道"是"无"，"天地万物"是"有"，"道"生"天地万物"，就是"无中生有"，即世界的一切都是"道"所派生的。

墨家曾与儒学一起并称为先秦时的显学。墨家主张"兼相爱"，认为爱是不分亲疏、不分厚薄、没有等级的、普遍的爱。墨家主张节用，反对厚葬一类的奢侈；主张"尚力"，强调物质生产在社会生活中的基础地位，即所谓"赖其力者生"。在先秦时，其影响很大，"从属弥众，弟子弥丰，充满天下"（《吕氏春秋·仲春纪·当染》），但到秦汉以后，墨学逐渐消失。

法家代表人物是齐国的管仲、郑国的子产及韩国的韩非。由法、术、势构成其思想体系，即以政令、策略和权势三者为法家的理论基础。主张"以法为教"，"以吏为师"，崇尚暴力，主张实行文化专制主义。

另外，还有以邹衍为代表的阴阳家，以孙武、孙膑为代表的兵家以及以惠施、公孙龙为代表的名家等，百家并起，盛极一时，在中国思想文化史上写下了极其光辉的一页。

（二）汉唐时期的经学、玄学

汉唐时期是中国历史发展的重要时期，是封建制度确立和走向辉煌的时期。这一时期思想文化有极大的发展，先后出现了具有时代特色的几种思想理论形态。

1. 汉代经学

汉代经学是汉代思想文化表现的特殊理论形态。西汉初，随着"罢黜百家，独尊儒术"政策推行，儒学被定于一尊，儒家思想成为官学，变成了国家的权威理论，作为儒家思想文化的载体的儒家著作为统治者所推崇，被奉为经典。西汉统治者尊《诗》《书》《礼》《易》《春秋》为"五经"，至东汉又增加了《孝经》《论语》，合称"七经"。为了加强儒家思想的统治地位，从汉文帝开始朝廷便设立博士，至武帝时"立五经博士"。不仅如此，经学与仕进相结合，朝廷推行"以经取士"制度，经学家名为"经学之士"，可以做官，公卿、大夫、士吏大多由经学出身，形成了"累世经学"。至两汉之际，分化形成了今文经学和古文经学两大派别，至东汉虽已走上僵化，但它适应了汉代政治统治的需要，曾起到了维护封建统治的作用。

2. 魏晋玄学

魏晋玄学是汉代经学衰微之后出现的一种新的思想文化理论形态。其代表人物有何晏、王弼、嵇康、阮籍等。魏晋玄学是以《老子》《庄子》《周易》，即所谓"三玄"为主题，表现出以援道入儒，用道释儒的特点。玄学作为儒与道相结合的理论形态与两汉经学有显著区别，它以"贵无"为宗旨，在"贵无"思想的影响下，玄学家们鄙视世俗，故作旷达，言谈风度代替了缙绅礼仪，抽象思辨的玄谈代替了章句训诂。

（三）宋明时期的理学

宋明理学称之为道学，又称之为新儒学，历时七百余年，比历史上的经学、玄学、佛学统治时期都长。宋明理学是儒、道、佛三教合流的产物，抑或说是在儒学基础上批判地吸收了道教、佛教的思想而建构的一种新儒学思想体系，理学是中国历史上一次重大的新理论建构，在学术主旨和学风问题上较之前代有显著的变化，过去为孔门弟子"不可得而闻"的"性与天道"成为理学的中心问题。不仅如此，理学家抛弃了汉儒注经的传统，不重训诂而重义理，义理之学取代了章句之学。

（四）清代儒学

受传统文化熏陶的士大夫阶层面对清政府的统治，内心变得愤激和沉郁。再加上自明代就开始的资产阶级萌芽以及后来的西学东渐，在新思想和外来文化的冲击下，儒学失去了过去的地位。在这种情况下，中国传统文化以其海纳百川的博大胸襟，包容了明代以来的叛逆精神，吸纳新的思想，变通儒学的原则，以适应新的时代。这一时期的中国文化表现出三大特点：一是启蒙思想的兴起，二是在文学艺术上表现出了强烈的反叛精神，三是对传统文化的总结。

在中国文化历史长河的蜿蜒流淌中，以儒家思想为主导的中国传统文化一直绵延不息、青春永驻。党的二十大提出"推进文化自信自强，铸就社会主义文化新辉煌"，坚持中国特色社会主义文化发展道路，增强文化自信，发展面向现代化、面向世界、面向未来的，民族的科学的大众的社会主义文化，为实现中华民族伟大复兴增加精神力量。

第三节　中医传统文化

中国传统文化博大精深，不断渗透到中医学中，深深地影响着中医的发展，中医是中国的传统医学，与中国的传统文化有着水乳交融的密切联系，中医文化根植于中国传统文化沃土，在发展过程中又不断丰富了中国传统文化。

一、传统文化对中医的影响

中华民族长期以来围绕健康、疾病、医药进行认识和实践，由此创建的一系列成果及其经历的过程形成了中医传统文化。

中国传统文化对中医的影响可以说是全方位的。一是对人与自然的理解。中医的观点与传统文化是一致的，如天人相应、五行生克、阴平阳秘等，医学理论来源于传统文化。二是中医修身养生观汲取了传统文化中的思想观念。如儒家的仁义礼智信、中庸、中和观，道家的清静无为、顺其自然、祸福相依观，佛家的随缘任运、众生平等、慈悲为怀、空无超然观等。三是中医对病理的认识与治病的方法也受到传统文化的影响。不管是藏象兼治、丹药医方，还是望闻问切、推拿针灸等无不有传统文化的理念在其中，如"平人不病""阴平阳秘"等就是传统文化"中和"的理念。第四，中医的一些名词也受传统文化影响。比如《素问·灵兰秘典论》云："心者，君主之官也，神明出焉。肺者，相傅之官，治节出焉。肝者，将军之官，谋虑出焉。胆者，中正之官，决断出焉。膻中者，臣使之官，喜乐出焉。脾胃者，仓廪之官，五味出焉。"

二、中医传统文化的基本精神

中国传统文化的核心思想是"中庸""中和"，一切以"平"为好。老子曰："损有余而补不足"，经过"损"和"补"，恢复到"平"，中医治病就是如此。中医的最高境界是"致中和"，寒者热之，热者寒之；实者泻之，虚者补之；结就要散，逸就要劳。以平为期，以和为重。《素问·平人气象论》云："平人者，不病也。"即阴平阳秘、气血调和、身心和谐就不会生病。孙思邈《备急千金要方》云："上医医国，中医医人，下医医病。"中医的根本精神首先是治人，其次才是治病。"治人"，人不仅自身要和谐平衡，包括阴阳气血、五脏六腑、寒热表里等，而且人与人之间要和谐，人与自然之间要和谐，即中国传统文化中的"天人合一"。

三、中国传统文化的振兴

中国传统文化的兴衰，决定着中医药文化的发展状况。中国传统文化就像一片土地，中医药文化就如同这片土地上生长的树木。土地肥沃，营养丰富，树木就会枝繁叶茂，茁壮成长；土地贫瘠，树木生长难以茂盛。从中国近代史看，由于受西方文化的冲击，中国传统文化的主导地位受到了严重影响，中国传统文化体系已被破坏得七零八落，以至于现在许多国人，特别是一些年轻人传统文化知识缺乏，不了解，也不懂中医药防治疾病的常识。如果没有中国传统文化作底蕴，就不可能建立起有自身特色的中医学理论体系，抛弃中国传统文化的土壤，单纯谈中医药文化，中医药文化就是无本之木，无源之水，难以长远发展。

从人类历史的发展来看，一个民族的兴衰，首先是其民族文化的兴衰。中华民族要实现中华民族伟大复兴的中国梦，就必须振兴中华民族的优秀传统文化。中国传统文化的振兴，有利于中医药文化的发展，我们一定要抓住这一良好机遇，遵循中医药文化的发展规律，丰富中医药文化的内容，加强中医药文化的普及和宣传，弘扬中医药文化，促进中医药文化的发展。

第四节　中国传统文化的思维方式

思维方法和价值是文化的核心和灵魂，思维方式决定了文化的发展方向，价值取向直接影响着文化的整体形貌。

中国传统文化的思维方式也就是中华民族的思维方式，它是中华民族认识世界的方法论，它是指导中华民族分析问题、解决问题和为人处事的行动指南。由于观察的角度不同，人们对中国传统文化的思维方式也不尽相同，主要包括整体思维、辩证思维、直觉思维、中和思维和意象思维。

一、整体思维

整体思维就是指以整体的观点认识事物。整体思维是中国传统文化思维方式的基础和核心，是中国古代所具有的、独特的思维形式，这也是中国传统文化区别于西方文化的一个重要方面。中国古典哲学中，不论是讲"气"、讲"道"，还是讲"理"，都是从一元论出发，认为宇宙、自然和人类社会都是一个有机的统一体。早在春秋时期，老子就提出了"人法地，地法天，天法道，道法自然"。中国古代不论是儒家、道家，还是佛学、理学，都讲天人合一。"道"是无处不在的，贯穿于万事万物之中，正如《周易·系辞》所说："范围天地而不过，曲成万物而不遗。"整体思维最突出、最集中的表现就是"天人合一"。

（一）整体思维是中国传统人文精神形成的基础

在中国传统观念看来，每一个人都隶属于家庭，家庭隶属于家族，家族隶属于国家，国家隶属于天下，天下隶属于天子，天子隶属于上天，而"天地一体"。基于对人类与社会、自然之间这种相互依存关系的认识，中国传统文化在强调人为天地之中心的同时，非常注重个人与家庭、家族、国家、自然之间的和谐，注重个体对于群体的责任和义务，从而使中国先民提早进入了"人文化"的阶段，及早地从一般动物性的野蛮争斗中脱颖而出，成为人类文明的滥觞。同时，这也是中国传统社会非常注重次序、等第的根源。人类社会从混沌到有序的过程、中国传统社会从纷争到统一的过程，无不体现这一整体思维所发挥的潜在作用。《周易》把阴阳、天地、乾坤、水火……等对立的两面，都做了整体论述，强调宇宙是一个由天地、山泽、雷风、水火组成的相关和谐的统一体。而与之对应的人类社会中存在的君臣、父子、兄弟、夫妇之道也是相互联系在一起的。所有这些都在宇宙的整体原则指导下有序地运行着。这是中国传统人文精神的基础所在。

（二）整体思维是中国古代对宇宙自然的认识论

整体思维突出地表现为"天人合一"。"天人合一"认为，天地人是相通的，认为天、地、人本为一元之气流行所化，虽然在表象上各有不同，但在本质上却是相同的，都是一气所为，都在一个整体的模式之中。《周易·系辞下》在解释八卦起源时曾说："古者包牺氏之王天下也，仰则观象于天，俯则观法于地。观鸟兽之文，与地之宜，近取诸身，远取诸物，于是始作八卦，以通神明之德，以类万物之情。"这里所描述的就是通过仰观俯察自然、社会、人生，得到适应宇宙、人生的普遍原则。《周易》所表现出来的思维模式是包罗天、地、人在内的整体思维模式。根据这样的整体思维模式去视听言动，能自然而然地达到"与天地合其德，与日月合其明，与四时合其序，与鬼神合其吉凶。先天而天弗违，后天而奉天时"的圣人境界。

（三）整体思维是中医理论整体观念的重要基石

中医学用阴阳五行学说来阐释人体内与外、形与气、经与络、气与血之间的相互联系，论述脏腑组织之间的协调统一性，揭示人体与外界时空环境的统一性，形成了独具特点的中医学的整体观念，成为中医理论的基本特点之一。它既注重人与自然外界的和谐统一性，又注重人体自身内部各组织的有机联系。这种整体观念贯穿于中医学对生理、病理、诊断、治疗和养生防病等整个理论体系之中。整体观念的形成主要是基于"天人合一"和"气一元论"对宇宙的认识。人与万物一样，同得天地之气以为生，天时地利、社会环境、心理情绪、生活习俗无不与人的生理、病理密切相关，因而从养生防病到疾病的诊断治疗都不能不考虑到这些因素。

二、辩证思维

辩证思维是讲事物与事物之间，以及事物内部的、对立双方的关系。中国古代，老子、庄子等哲学大家都表现出了深刻的辩证思维。《周易·系辞》："一阴一阳之谓道。"《庄子·天下》："一尺之棰，日取其半，万世不竭。"《老子》："祸兮，福之所倚；福兮，祸之所伏。"

（一）揭示事物生成、发展和变化的规律

人类面对浩瀚的宇宙，面对自然界的各种现象，如日月星辰的运行、四季寒暑的变化、花草树木的枯荣、鸟兽虫鱼的奇文异彩，乃至牝牡男女的生理现象等，产生了探索的欲望。在春秋战国时期，思想家们就开始探究万物生成的基始物质，他们认为"气"或"道"是万物生成的本源。老子把"气"纳入他的哲学体系，强调万物负阴而抱阳，冲气以为和，提出"天下万物生于有，有生于无"的观点。《管子·内业》，气能"下生五谷，上为列星；流于天地之间，谓之鬼神；藏于胸中，谓之圣人"，同样认为气是万物之本源。这种"气"不是某一物体的具体体现，但却渗透在每一个具体的物体之中，无处不在。中医学把中国古典哲学的"精气学说"应用到对生命科学的论述之中，"人以天地之气生"，"天地合气，命之曰人"。认为"精气"是构成人体的基本物质，是生命活动的基础，气为形之主，形为气之舍（宅）。不仅如此，中医学还进一步把哲学中所说的一元之气分为元气、宗气、营气、卫气，并对具体的气的功能、运动形式进行了详细的论述。

阴阳学说是中国古代辩证思维最突出的表现，五行学说也同样表现着辩证思维。概括地说是"五行"，而实际上讲物质属性和关系时却是一对一的、相生相克的关系，也是讲对立统一，正是由于阴阳的消长变化和五行的相生相克，才推动着万事万物的产生、变化和发展，因而《素问·阴阳应象大论》提出了"阴阳者，天

地之道也，万物之纲纪，变化之父母，生杀之本始，神明之府也"，"阴阳者，万物之能始也"。

（二）揭示对立面的相互转化及其对立统一

从《易经》所蕴含的辩证思维来看，其内容已经从不同的角度揭示了事物的对立面，强调事物的对立统一，如阴阳、刚柔、大小、远近、出入、进退、往来、上下、吉凶、祸福、泰否、生死、存亡、损益等，确定这些范畴，无疑说明了古人已经能够从辩证的观点来分析和把握事物。老子比较深刻地揭示了事物对立面的转化与统一，如《老子》："天下皆知美之为美，斯恶已；皆知善之为善，斯不善已。""有无相生，难易相成，长短相形，高下相倾，音声相和，前后相随，恒也。"以及"祸兮，福之所倚；福兮，祸之所伏"，"明道若昧，进道若退，夷道若纇"，"万物负阴以抱阳"等。

对立面的相互转化及其对立统一，还深刻地表现在中国传统思维对"物极必反"的认识上。"物极必反"的思想萌芽可以追溯到《周易》和老子。《周易·丰卦》说："日中则昃，月盈则食。"《老子·第五十五章》提到"物壮则老"。《素问·阴阳应象大论》："寒极生热，热极生寒"，"重寒则热，重热则寒"。所以，张介宾在《类经附翼·医易》中说："动极者，镇之以静；阴亢者，胜之以阳。"

（三）反映主体和客体的相互关系

从人与自然的关系来看，由于生产力和认识能力的低下，早期的中国先民普遍存在着原始宗教式的天神崇拜和天命观念，并受其影响，中国古代思想家一方面认为自然规律是不可抗拒的，天是自然界的最高主宰者，也是个人生死祸福的主宰者，所以要"知天命"；但另一方面，他们又认为人类对自然有一种能动作用，倡导积极进取的人生精神，甚至知其不可而为之，与命运抗争。孔子是这样的，墨子也主张"非命"，反对听天由命的天命论思想。荀子在《荀子·天论》篇中提出"制天命而用之"这一人定胜天的光辉思想。

从辩证思维的角度来分析主体与客体的相互作用，还应该正确认识"天人合一"和"天人感应"的哲学思想。"天人合一"是指天道与人道、自然与人事之间相通、相类和统一，其实质是揭示人类与自然在相互依存、相互联系、相互作用中实现有机的统一。这是古人运用辩证思维对人类与自然关系的一种把握。对此，学术界一般都予以充分的肯定。相反，多数学者对"天人感应"却给予否定。其实，"天人感应"固然有些唯心，但它却从另一层面说明了天与人相互作用的关系。陆机在《文赋》中说："遵四时以叹逝，瞻万物而思纷，悲落叶于劲秋，喜柔条于芳春。"这种移情的审美观照中也存在着主体与客体的互动关系，天时的变化可以引起人们情绪的变化，反过来，人们心绪的变化也会联系到自然的天时。

（四）辩证思维对中国传统文化的影响

辩证思维是中国传统文化的重要内容，深深地渗透在传统文化的各个领域，对中国传统文化的建构产生了重要的影响，表现出中华民族极高的聪明才智，也促进了中国文化的不断发展。

中医理论认为：人体局部的疾病可以影响全身，全身的体质状况又会影响局部的病变，因此，中医治病不但治其标还要治其本，在察标求本确诊病情之后，对局部的病变进行整体的调理，反对头痛医头、脚痛医脚的治病方法。由于"阳根于阴，阴根于阳；无阳则阴无以生，无阴则阳无以化"，所以，《素问·阴阳应象大论》说："故善用针者，从阴引阳，从阳引阴，以右治左，以左治右。"

三、直觉思维

直觉思维（或体验思维）是中国传统思维的重要形式。它是指思维主体通过对思维对象的表象的直观认识，以非逻辑、非理性的形式，通过顿悟认识事物本质的一种思维形式。它通过对日常活动的经验进行积累、比较、分类、概括得出结论，是一种纯感觉知识。正如《周易·萃卦》中所说："观其所聚，而天地万物之情可见矣。"既然其结论是通过体验和经验得出的，那么，我们就必须通过体验和经验去理解和领悟其理论。

从思维发展史来看，中国传统的直觉思维是在直观与体悟的基础上认识、把握事物的一种思维方式。

（一）直觉思维是建立在整体基础之上的直观感悟

由于古代科学技术水平低下，人们对宇宙人生乃至一切事物的认识不可能进行定量分析研究，而更多表现为通过对宇宙人生的直观推测去把握。张岱年在《文化与哲学》中说："正是由于强调整体观念，于是特别推崇直觉。"《周易》虽然包含着古人的辩证思维，但它首先是一种直觉思维。刘大钧在《周易概论》中说："所谓《周易》者，即日月之道普照周天。"这说明《周易》的作者是以直觉的方式，通过对"日月之道普照周天"这一自然现象的直观感觉，进而猜测、演绎出"一阴一阳之谓道"（《易传·系辞上》），进而把事物的发展变化的根本规律概括为阴阳对立面的相互作用。

中医学当中的阴阳学说、五行学说、藏象学说、运气学说更是突出地体现了这种直观与体悟的结合。因而在中医理论的论述过程中往往是取象比类、取类比象。正如王冰评价《黄帝内经·素问》时所说："不谋而遐迩自同，勿约而幽明斯契。"

（二）直觉思维是一种审美的艺术思维

中国传统的直觉思维还是一种具有审美价值的艺术思维。在中国传统文化中，不论是儒家、道家，还是佛学，都表现出了明显的直觉思维。儒家以微言明大义，道家用寓言说哲理，而佛学里则说"佛无定所，应物而现""行住坐卧，无非是道"。这些说明了他们所运用的思维方式都是直觉思维。直觉思维是通过形象来进行的，而艺术的美就是把无形变成有形。因此，直觉思维对于艺术的创作和审美是非常重要的。

受老庄及禅文化的影响，中国传统美学还特别讲究"妙悟"，这是直觉思维在审美和艺术中的表现。

（三）直觉思维是一种特殊的顿悟

直觉思维是直观与体悟的统一。佛教禅宗特别主张"顿悟"。这种"顿悟"不仅很大程度上影响了宋明理学，而且对中国古代艺术产生了很大的影响。有的学者认为，"悟既是中国哲学的精髓，也是中国美学的核心"。换言之，中国哲学和美学离不开"顿悟"。正是由于"顿悟"，中国古代的哲学与美学不同于西方的哲学与美学，一般不注重严密的逻辑，不去寻根问底，而更多表现为体验和感悟。

直觉思维既然可以使人联想，使人顿悟，使人认识阔大的空间，甚至也可以使人认识自然的本质，因而不能抹杀其功绩和价值。但是因为直觉思维的确在很大程度上存在着非理性的因素，其结论也存在着直观性和模糊性。

四、中庸思维

中庸思维是指传统文化中认识和解决问题所采取的不偏不倚、执中适度、执两用中、恰到好处的思维方法。

（一）中庸是传统文化中最高的道德标准

孔子说："中庸之为德也，其至矣乎！"（《论语·雍也》）认为中庸是最高的道德，"过"和"不及"都不合中庸之道，强调要用中庸纠正极端。"喜怒哀乐之未发，谓之中；发而皆中节，谓之和……致中和，天地位焉，万物育焉。"要做到使喜怒哀乐等情感的流露恰到好处，能够做到这样的"中和"，天地万物就可以各得其所。

（二）中庸是艺术美的最高原则

中庸作为艺术美的最高原则，即古人所谓"中和之为美"。《左传·昭公元年》讲音乐"迟速本末以相及，中声以降。五降之后，不容弹矣"。"迟速本末以相及"就像白居易《琵琶行》中所说的"大弦嘈嘈如急雨，小弦切切如私语，嘈嘈切切错杂弹"，而形成的中和之音也就像"大珠小珠落玉盘"一样的境界。人体的高与低、胖与瘦、白与黑、美与丑等都必须合乎中庸才是尽善尽美。

（三）中庸思维是中医平衡观得以形成的坚实基础

中医学理论把中庸的思维方式运用到人的养生、生理、病理、方药、治疗等各个环节，强调人与自然的和谐、机体内外的平衡、脏腑的协调、气血的和顺，一句话，水火互济，阴平阳秘。同时，"阴胜则阳病，阳胜则阴病"，疾病的产生源于阴阳失调，"壮水之主以制阳光，益火之源以消阴翳"，对疾病的治疗也从阴阳的整体调理，使之达到和谐与协调。

五、意象思维

（一）意象思维是艺术创作和艺术鉴赏的思维方法

意象是把丰富的思想情感融注到生动的景象描写之中而形成的一种艺术境界。

由于思想和情感的无形可见性，所以人们常说"只可意会，不可言传"。《易传·系辞上》记载，"子曰：'书不尽言，言不尽意。然则圣人之意其不可见乎？'子曰：'圣人立象以尽意。'"所谓"象"，就是具体表现的事物，所谓"意"，就是事物当中所包含的底蕴和属性。"意"与"象"是构成语言艺术性的、不可分离的双重影像。"象"负载着"意"，"意"蕴含于"象"。意象是"意"与"象"的统一，"象"是负载着"意"的象，"意"是蕴含在"象"中的意。

（二）意象思维反映了中国传统文化的语言观

在古代哲学家看来，最高真理是语言所难以表达的，正如《老子》所说："道可道，非常道。"但是，要传播这一真理又必须靠语言来表达。为了使表达主体能够尽可能准确地表述这一真理性的概念，中国传统文化中总是习惯运用形象语言以整体地把握对象。形象语言是由形象、语言和意类构成的三重结构体。语言作为中介，连接着"象"和"意"，在古代学术理论著作中，也称作"象"和"类"。"象"就是具体叙写的实体，"类"所反映的是属性、是概念。"其称名也小，其取类也大。"中国古代的学术著作进行理论阐述时，也总是运用取象比类或取类比象的方法。

第五节　学习目的和意义

中国传统文化是中华文明演化而汇集成的一种反映民族特质和风貌的民族文化，是中华民族世世代代继承发展的。中医传统文化，是无数人用自身的终身感悟沉积下来的文化精髓，对个人和中医事业的生存和发展具有极大指导意义，需要传承和发展。

一、提高素质与能力

传统文化是文明演化而汇集成的一种反映民族特质和风貌的文化，是各民族历史上各种思想文化、观念形态的总体表现。优秀的传统文化，是一个国家文明成果的体现，是民族历史上道德传承、各种文化思想、精神观念的总体。

（一）道德素质的提高

一个民族如果缺乏以人的理想、道德为核心的人文精神，就不可能实现真正意义上的现代化。而道德素质的现代化，离不开文化的现代化。

"医乃仁术"，中医教育素以人文和科学教育并重著称。古代医家选择徒弟非常注重其人品，拒绝为谋私利而学医的人，《省心录》就有"无恒德者，不可以作医"的说法。传统中医学极力推崇传统文化的价值取向，视德为首，"医乃仁术"是千百年来人们一致认可的医学定义。古代医家坚持"德为上、道为本"的主张。修身立德、名节为上的人生旨趣，与儒家的"仁爱为本"、道家的"少私寡欲"、佛家的"去欲、无欲"等传统文化是一脉相承的。尤其是党的十八大以后，中国传统文化的热潮正在兴起，青少年更加珍视中国传统文化，中医药作为中国传统文化的优秀代表日益受到重视。习近平总书记指出："中华优秀传统文化是中华文明的智慧结晶和精华所在，是中华民族的根和魂，是我们在世界文化激荡中站稳脚跟的根基。"

（二）知识的拓展

是否具有创造力是人才的一个重要标志。钱学森认为：创造性思维往往在不同学科的知识和思维方式的交叉渗透中产生。20 世纪 50 年代，英国著名小说家兼科学家查尔斯·珀西·思诺在剑桥大学做了题为《两种文化》的演说，在这次演说中，他第一次谈到文、理之间的分界："我认为整个西方社会的精神生活已经日益分裂成两个极端，学文的知识分子为一个极端，而科学家则为另一个极端，这两种人互相缺乏了解，形成一个鸿沟，这种文化的鸿沟不仅仅是美国独有的现象，它存在于整个西方世界。"中医学的理论与中国古典哲学同属于一个体系。例如，沈括作为中国科技史上的"坐标式"人物，同时又是非常有素养的文学家，所撰《良方》（与苏轼所撰《苏学士方》合编为《苏沈良方》）也是中医学的重要著作。

（三）思维模式的转变

思维模式是文化的表现，也是个人素质的表现。人的素质是在不断的内化与外现中推进的。而作为素质的东西，实质上就是去掉一切外在的东西之后，潜藏于人的身心之中的品质因素。正如物理学家劳厄所说："重要的不是获取知识，而是发展思维的能力。教育无非是一切已经学过的东西都遗忘掉的时候所剩下的东西。"

这种剩下的东西是什么，就是对待问题、分析问题、判断问题和解决问题的思维方法、思维模式及解决问题的能力，即素质。从这一点来看，思维模式和思维方法也是素质的一个非常重要的因素。中医学理论体系的形成必然有其独特的思维方法，要继承和发展中医学，就必须从中国传统文化中寻求其根本，破解其中的奥秘。

二、继承和发展中医学

中医学本身是一门多学科交叉、渗透、综合的科学，奠定其基础的《黄帝内经》是集医学、易学、天文、农学、相术、地理、物候、儒家和道家思想于一体的伟大著作。中医学早已形成的医学模式——整体观念、完善而独特的理论体系、灵活而科学的辨证方法，都牢牢地植根于中国古代的哲学理论、思维模式等传统文化体系之中。中医学既是中国传统文化的组成部分，又是中国传统文化的特殊表现形式，在某些方面又发展了中国传统文化，因此学习传统文化与发展中医学二者相得益彰。如中医学的整体观念与中国文化中具有普遍意义的天人合一思想是一脉相承的；再如明代医家张介宾《类经附翼·医易义》道："宾尝闻之孙真人曰'不知易，不足以言太医'。每窃疑焉，以谓易之为书，在开物成务，知来藏往，而医之为道，则调元赞化，起死回生。其义似殊，其用似异。且以医有《内经》，何藉于易？舍近求远，奚必其然？而今也年逾不惑，茅塞稍开；学到知羞，方克渐悟。乃知天地之道，以阴阳二气而造化万物；人生之理，以阴阳二气而长养百骸。易者，易也，具阴阳动静之妙；医者，意也，合阴阳消长之机。虽阴阳已备于《内经》，而变化莫大乎《周易》。故曰天人一理者，一此阴阳也；医易同源者，同此变化也。岂非医易相通，理无二致，可以医而不知易乎？"足以说明这门课对中医专业的重要意义。

从某种意义上说，中医学本身就是传统文化，传统文化不仅渗透和表现于中医学，还直接参与和它有关的概念、范畴乃至整个理论体系的构建。中医理论的许多概念和原理是古代哲学的直接应用。用哲学的"阴阳"解释机体的组织、结构、生理、病理变化，指导疾病的诊断、治疗；用"五行"的特性来分析五脏之间的生理联系。传统文化有关天文、历法等方面的知识也被引入中医学的"五运六气""子午流注"等学说中。事实上，传统中医教育的目的、教学内容等无不渗透着传统文化，所以有人断言"孔子仁学造就了古代名医"。既然如此，传统文化在塑造当代名医方面必然有其特殊的功用，这是值得现代中医教育认真挖掘的内容。

第二章 易学与中医学 ▷▷▷

《周易》内容极其丰富，是中国传统思想文化中自然哲学与人文实践的理论根源，对中国几千年来的政治、经济、文化等各个领域都产生了极其深刻的影响，是古代中华民族思想、智慧的结晶，被誉为大道之源，群经之首，设教之书。

易并非唯一，相传上古有三易，《周礼·春官宗伯》："（太卜）掌三易之法，一曰连山，二曰归藏，三曰周易。"即夏代《连山》、商代《归藏》、周代《周易》。《山海经》《易赞》《易论》均认为三易分别为夏、商、周三代之易，因《连山》《归藏》早已亡佚，故通常所说的"易"，一般指《周易》。

第一节 易学概论

一、《周易》的成书时代与作者

《周易》的成书时代与作者已遥不可考，一般认为非一人一世之作品。东汉班固《汉书·艺文志》称之为"人更三圣，世历三古"。"三圣"即伏羲、文王和孔子，伏羲画八卦，文王衍生为六十四卦，并设卦辞和爻辞，孔子作《易传》。

古代易学家对周易的成书时代与作者少有争论。19世纪20年代以来，曾掀起过一场《周易》成书年代的论争。李镜池将其总结为周初说、晚出说和折中说。周初说的代表人物为顾颉刚、余永梁等。顾颉刚通过对卦爻辞和卜辞的比较，以及研究《周易》中蕴含的商之先祖王亥丧牛羊于有易、高宗伐鬼方、帝乙归妹等历史事件，认为"著作的时代当在西周的初叶"。晚出说的代表人物如本田成之、郭沫若等。本田成之从传世先秦文献的相关章句入手，郭沫若考证益卦中"中行"为春秋人名，认为《周易》成书时代应推迟至战国后期。折中说代表人物有李镜池、陆侃如。李镜池对比卦爻辞和卜筮辞语句结构，推断编纂时代为西周末；陆侃如对比卦爻辞与《诗经》《论语》《左传》等相关文句，认为《周易》成书时代约为东周中期。

二、《周易》的发展沿革

《四库全书总目提要》中对于《周易》学术史做了简要的概述：圣人觉世牖民，大抵因事以寓教。《诗》寓于风谣，《礼》寓于节文，《尚书》《春秋》寓于史，而《易》则寓于卜筮。故《易》之为书，推天道以明人事者也。《左传》所记诸占，盖犹太卜之遗法。汉儒言象数，去古未远也。一变而为京、焦，入于禨祥，再变而为陈、邵，务穷造化，《易》遂不切于民用。王弼尽黜象数，说以老庄。一变而胡瑗、程子，始阐明儒理；再变而李光、杨万里，又参证史事，《易》遂日启其论端。此两派六宗，已互相攻驳。又《易》道广大，无所不包。旁及天文、地理、乐律、兵法、韵学、算术，以逮方外之炉火，皆可援《易》以为说。而好异者又援以入《易》，故《易》说愈繁。夫六十四卦《大象》皆有"君子以"字，其爻象则多戒占者，圣人之情见乎词矣。其余皆《易》之一端，非其本也。今参校诸家，以因象立教者为宗，而其他《易》外别传者，亦兼收以尽其变，各为条论，具列于左。（《四库全书总目提要·易类一》）

《周易》研究者众多，学术纷繁芜杂。春秋战国时期，以《左传》《国语》为代表，继续沿着宗教巫术的卜筮道路发展，以孔子《易传》为代表的易学，摆脱宗教巫术束缚而向哲学发展。

《四库全书总目提要》将《周易》流派分为两派六宗。两派，即象数派和义理派。象数派偏重于道家思想，重视象数的研究；义理派偏重儒家思想，侧重义理的研究。六宗，指象数宗（又称占卜宗）、禨祥宗、造化宗（又称图书宗）、老庄宗、儒理宗、史事宗。

孔子以"象、数、理"解《周易》。象数是象与数的合称，象数派是通过《周易》卦象和数字（即下文《周易》符号系统）解释《易经》的学派。汉代孟喜、京房沿袭孔子学说，建立象数体系。东汉郑玄以"爻辰说"解释《易经》经文，认为乾坤二卦共十二爻，合十二地支，又将十二地支纳入三百八十四爻，以"五行说"解释筮法，以象数说易。魏伯阳著《周易参同契》，以爻象论道家丹鼎修炼术，开启后世道家易。北宋陈抟、邵雍以"河图""洛书"解读易学，创立了"图书易学"。义理派的创始人是三国时期的王弼。王弼号召"尽黜象数"，称"得象忘言，得意忘象"，融合儒、道以阐释《周易》，引入黄老学说，以虚无为《易》之最高原理，重义理而罢象数，建立玄学易、义理易。

隋唐时期以孔颖达《周易正义》、李鼎祚《周易集解》为代表，总结汉代象数、魏晋义理等成果，代表儒家易学倾向。宋代周敦颐、邵雍将易学象数引向理学，程颐以儒理解易，力排老庄玄学。南宋朱熹注重义理而不废象数，以程氏易学为骨干，融各家之所长，集理学之大成。李光、杨万里"引史证经"，通过历史事件证明易理的正确。明代以宋易为主流，清代重视实据，考订文字，在对《周易》经传文字的注释、考据、辑录、校雠等方面作出贡献。

三、《周易》的含义

（一）"周"字的含义

周代　郑玄《易赞》说："夏曰《连山》，殷曰《归藏》，周曰《周易》。"唐代孔颖达《周易正义》："又文王作《易》之时，正在羑里，周德未兴，犹是殷世也，故题周别于殷，以此文王所演，故谓之《周易》。其犹《周书》、《周礼》，题周以别余代。"朱熹《周易本义》："周，代名也。"

地名　孔颖达《周易正义》："《连山》、《归藏》并是代名，则《周易》称周取岐阳地名。《毛诗》云'周原膴膴'是也。""周"地即岐阳（今陕西省岐山县）。

周普　郑玄《易论》："《周易》者，言易道周普，无所不备。"《系辞》有"易与天地准，故能弥纶天地之道""知周乎万物""周流六虚"等语句可为佐证。

周期、周环　张其成认为：从上古三易的名称看，"连山"和"归藏"二名中都没有出现朝代名称，而是以内容特征命名的。"连山"首为艮卦，象山出内气，山连山；"归藏"首为坤卦，为地藏万物，万物归于地。由此可推知"周"也不是朝代名或地名，"周"当为周环、周旋、周期之义，"周易"就是周而复始的变易规律。从《周易》卦爻象与卦爻辞中可以得到证明，六十四卦从乾、坤开始到既济、未济，是一个运动周期。

（二）"易"字的含义

易简、变易、不易　郑玄《易赞》，《易》之为名也，一言而函三义：易简，一也；变易，二也；不易，三也。"顺乎自然，表现出易简；万物永恒运动，时时变易；永恒运动中的事物保持相对静止状态，可感知、可认识，为不易。

生生不息　《系辞》："生生之谓易。"明代喻国人认为："先儒解易为变易、为交易，总不如《系辞》'生生之谓易'五字为最确。"《易》言宇宙万物生生不息，变动不居的这一认识，奠定了中华民族的生命哲学基础。

蜥蜴　东汉许慎《说文解字》："易，蜥易（蜴）、蝘蜓、守宫也，象形。"《易》由蜥蜴而得名，为一象形字，"易"即是"蜴"的本字，像蜥蜴之形。蜥蜴善变，被古人视为测知刚柔消长、阴阳屈伸的神物。

日月合体　《系辞》："悬象著明，莫大乎日月。""日月之道，贞明者也。"东汉魏伯阳《周易参同契》："日月为易，刚柔相当。"郑玄《易论》："易者，日月也。"从字形上看，"易"是"日""月"合体。日是阳气最精者，月是阴气最精者，"易"象征阴阳。

道　宋代理学家多推崇此说。程颐："上天之载，无声无臭，其体则谓之易。"朱熹解释："其体则谓之易，便是横渠所谓块然太虚、升降飞扬、未尝止息者"，"从上天之载谈起，虽是无声无臭，其图解变化之体，则谓之易。然所以能图解变化之理，则谓之道"，"易者，阴阳错综，交换代易之谓。如寒暑昼夜，阖辟往来，天地之间，阴阳交错，而实理于是流行其间，非此则实理无所顿放。犹君臣父子夫妇长幼朋友，有此五者，而实理寓焉。故曰'其体则谓之易'，言易为此理之体质也。"

卜筮　《管子·山权》："易者，所以守成败吉凶者也。"郑玄《周礼·春官·太卜》注："易者，揲蓍变易之数可占也。"

此外，随着时代的发展，又赋予"易"不同的理解。北宋邵雍《皇极经世书》认为"易为神用"，明代王阳明《传习录》认为"易为良知"，黎子耀《周易释名及其经纬》认为"易"影射蚕和太阳"等等。

四、《周易》的构成

《周易》有狭义、广义之分，广义的《周易》包括《经》《传》两部分，狭义的《周易》只包括《经》。《经》是《周易》的经文部分，被称为《易经》，包括六十四卦的卦符、卦名、卦辞、爻辞，相传为伏羲、周文王所作。《传》是《周易》的传文部分，本名《易传》，由《彖》（上、下），《象》（上、下），《文言》，《系辞》(上、下),《说卦》,《序卦》,《杂卦》七种十篇构成,又名"十翼",一般认为是孔子所作。《朱文公易说·卷十八》曾言:"故学《易》者,须将易各自看。伏羲《易》自作伏羲《易》看,是时未有辞也。文王《易》自作文王《易》,周公《易》自作周公《易》,孔子《易》自作孔子《易》,必欲牵合作一意看不得。"

汉武帝设《诗》《书》《礼》《易》《春秋》五经博士,《周易》被尊为《易经》,《周易》也是儒家所重"六经"之首。一般所说《周易》或《易经》是广义上的。

从《连山易》《归藏易》《周易》的成书过程来看,《周易》经文部分着重于卜筮之学,如《尚书·洪范》所说"明用稽疑","择建立卜筮人,乃命卜筮"。殷商至西周间,凡国有大事,必卜筮以问吉凶,所以经文部分虽然包含了当时人们的许多重要观念,但是谈不上深刻思想。战国之后,卜筮逐渐退出政治决策领域,理性思潮达到高潮,卜筮迷信基本被逐出国家政治生活。孔子将《易经》从单纯的吉凶悔吝中解放出来,立足于人的主观能动性,提出"推天道以明人事",完成《易经》诠释模式的历史性转变,故《周易》的哲学思想主要体现在传文部分。

从内容上来看,由于作者、成书时代不同,《周易》可以分为经文系统和传文系统两类。

(一) 经文系统

《周易》经文系统由符号和文字构成。

1. 符号

《易经》的符号系统是六十四卦的卦爻符号体系。最基本的是两种符号,即"——"(阴爻)和"—"(阳爻),也就是"阴阳",又称为"两仪"。将这两种符号"爻"重叠起来,就能构成各种"卦":两爻相重,可得"四象"(宋代邵雍称之为太阴、少阴、太阳、少阳);三爻相重,可得"八卦"(乾、坤、震、巽、坎、离、艮、兑);再将八卦两相重叠,即得《周易》六十四卦(另有一种解释,六十四卦不是八卦的重叠,而是直接由基本符号六六相重而得到的)。故《系辞》说:"易有太极,是生两仪,两仪生四象,四象生八卦,八卦定吉凶,吉凶生大业。""太极"就是"易",就是"道",但是没有对应的符号,或者说是"——"和"—"的统一,亦即《系辞》所说的"一阴一阳之谓道"。《周易》以阴爻、阳爻代指阴阳,是最早对阴阳关系解说的文献,是后世阴阳学说的源头,影响了包括《黄帝内经》在内的中医学,明代张介宾曾说"虽阴阳已备于《内经》,而变化莫大乎《周易》",体现了二者间的继承关系。

2. 文字

《易经》的文字系统是指卦辞、爻辞，二者统称为筮辞。卦辞和爻辞是一个整体，卦辞是对全卦的断语，李镜池《〈周易〉筮辞续考》将卦辞分为象占之辞、叙事之辞、占兆之辞，多是先举出暗示意义的"象"，或举譬喻的事例，然后写出吉凶的断语，如坤卦："元、亨，利牝马之贞，君子有攸往，先迷后得主，利西南得朋，东北丧朋。安贞吉。"爻辞是解释各爻象的文辞。每卦有六爻，六十四卦合计三百八十四爻，再加上《乾卦》"用九"和《坤卦》"用六"，一共三百八十六爻辞。爻辞前有两字，称为爻题，第一字表爻的次序、位置，由下往上记以初、一、二、三、四、五、上，第二字表爻的性质，阳爻为"九"，阴爻为"六"。爻辞的内容包含两个部分：一是"述"，是编者引用的当时流行的歌谣及少量原始史料，多为非常生动形象的语言，所以往往属于所谓"象辞"；二是"作"，是编者加上的占断吉凶的辞语，如"吉"、"凶"、"悔"、"吝"等，往往属于所谓"占辞"。

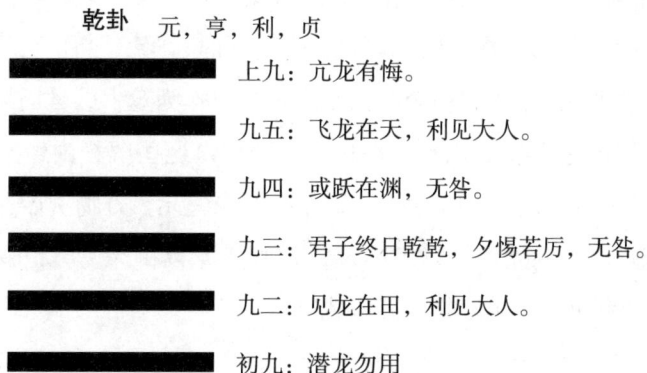

乾卦 元，亨，利，贞

上九：亢龙有悔。

九五：飞龙在天，利见大人。

九四：或跃在渊，无咎。

九三：君子终日乾乾，夕惕若厉，无咎。

九二：见龙在田，利见大人。

初九：潜龙勿用

图 2-1 《周易》的经文系统

《周易》的神秘之处，在于人们对它的解释。其符号的最初来历、文字系统与符号系统最初关联起来的过程，可能与"观象设卦"有关。《系辞》解释道："古者包牺（伏羲）氏之王天下也，仰则观象于天，俯则观法于地，观鸟兽之文与地之宜，近取诸身，远取诸物，于是始作八卦，以通神明之德，以类万物之情"；"圣人有以见天下之赜[①]，而拟诸其形容，象其物宜，是故谓之象；圣人有以见天下之动，而观其会通，以行其典礼，系辞焉！以断其吉凶，是故谓之爻"；"圣人立象以

---

① 赜（zé）：深奥，玄妙，幽深难见。

尽意，设卦以尽情伪，系辞焉以尽其言"；"圣人设卦观象，系辞焉而明吉凶"。《易经》符号本身与某些形象的抽象化有关，文字描写的也是一些形象，两类形象构成类比而相关联。

（二）传文系统

《史记·孔子世家》："孔子晚而喜《易》，序《彖》《系》《象》《说卦》《文言》。读《易》，韦编三绝。"传文系统相传是孔子或孔子后学所作，其中记录了许多孔子对于《易经》的理解和阐释。《周易》传文七类十种，称为"十翼"，指对《周易》经文具有附翼辅助作用的文献。如前所述，传文部分摒弃了《周易》卜筮作用，代之以哲理，是我们学习研究的主要内容。

1.《彖》

彖或彖辞，是论说卦义的文字，对《周易》经文中六十四卦卦辞进行解释，并用以断定整卦吉凶的文字。《易传·系辞上》："彖者，言乎象者也。"注曰："彖，总一卦之义也。"孔颖达《周易正义》指出彖辞直接解释卦义，"彖辞统论一卦之义，或说其卦之德，或说其卦之文，或说其卦之名。"同时，"彖，断也"，就是"断定"一卦吉凶之义，这种断定是根据整个卦象来进行的。作为筮书的《周易》其经文本是吉凶占断，彖辞把它们政治化、伦理化、哲理化，这些解释由经文卦辞发挥而来。如乾卦卦辞为"元、亨、利、贞"，彖辞：大哉乾元，万物资始，乃统天。云行雨施，品物流形。大明始终，六位时成，时乘六龙以御天。乾道变化，各正性命，保合大和，乃利贞。首出庶物，万国咸宁。

2.《象》

"象"是指"象辞"，象辞分为大象、小象。大象解释整个"卦象"，先以每卦所象征的事物来解释卦象，后以此卦象来比喻人事。小象解释各爻的"爻象"，以各爻所处的位置来解释，后仍是比拟人事。如乾卦，《象》曰："天行健，君子以自强不息。"对于初九爻辞：潜龙，勿用。小象解释为："潜龙勿用，阳在下也。"

3.《文言》

《文言》并非每卦皆有，为乾坤两卦专有，是专门解释乾坤两卦义理的，即《乾文言》和《坤文言》。《周易正义》："文谓文饰，以乾坤德大，故特文饰以为文言。"《文言》以孔子答问的形式，发挥这两卦卦辞、爻辞的精微大义，讲解其蕴涵的关于天地之德、君臣之义、为人处世、修齐治平方面的道理。如《乾文言》：

元者，善之长也；亨者，嘉之会也；利者，义之和也；贞者，事之干也。君子体仁，足以长人；嘉会，足以合礼；利物，足以和义；贞固，足以干事。君子行此四德者，故曰："乾：元、亨、利、贞。"

初九曰："潜龙勿用。"何谓也？子曰："龙，德而隐者也。不易乎世，不成乎名，遁世无闷，不见是而无闷。乐则行之，忧则违之，确乎其不可拔，潜龙也。"

九二曰："见龙在田，利见大人。"何谓也？子曰，"龙德而正中者也。庸言之信，庸行之谨，闲邪存其诚，善世而不伐，德博而化，《易》曰，'见龙在田，利见大人'，君德也。"……

君子以成德为行，日可见之行也。"潜"之为言也，隐而未见，行而未成，是以君子弗用也。

君子学以聚之，问以辩之，宽以居之，仁以行之。易曰："见龙在田，利见大人。"君德也。

九三，重刚而不中，上不在天，下不在田，故乾乾因其时而惕，虽危无咎矣。

九四，重刚而不中，上不在天，下不在田，中不在人，故"或"之。或之者，疑之也，故无咎。

夫"大人"者，与天地合其德，与日月合其明，与四时合其序，与鬼神合其吉凶。先天而天弗违，后天而奉天时。天且弗违，而况于人乎？况于鬼神乎？

"亢"之为言也，知进而不知退，知存而不知亡，知得而不知丧，其唯圣人乎？知进退存亡而不失其正者，其唯圣人乎？

4.《系辞》

《系辞》是传文中最重要的文献，相当于对《周易》全书的通论。原文中有"圣人立象以尽意，设卦以尽情伪，系辞焉以尽其言。"是故系辞是指系之于"象""卦"的文辞，是将文辞系属于各卦爻符号之下，总论占筮大义，诠释卦辞、爻辞的观念，从而提出了一整套哲学思想，涉及一系列重要观点。《系辞》中的文字也深入到中国传统文化之中，诸如"一阴一阳之谓道""生生之谓易""刚柔相推而生变化""易有太极，是生两仪""天尊地卑""易穷则变，变则通，通则久"等等。如《系辞》第五章：

一阴一阳之谓道。继之者善也，成之者性也。仁者见之谓之仁，智者见之谓之智，百姓日用而不知，故君子之道鲜矣。

显诸仁，藏诸用，鼓万物而不与圣人同忧，盛德大业至矣哉！富有之谓大业，日新之谓盛德。生生之谓易，成象之谓乾，效法之谓坤，极数知来之谓占，通变之谓事，阴阳不测之谓神。

5.《说卦》

《说卦》是阐述八卦所象征的万物类象，同时说明了各卦的属性意义、功用、运行规律等问题，并借以辅助占断吉凶。孔颖达《周易正义》说："《说卦》者，陈说八卦之德业变化及法象所为也。"《说卦》专门解释"八卦"，突出了乾坤两卦对于其余六卦的优先地位，提出了"观变于阴阳而立卦""立天之道曰阴与阳，立地之道曰柔与刚，立人之道曰仁与义""天地定位，山泽通气，雷风相薄，水火不相射""穷理尽性以至于命"等重要思想。如：

昔者圣人之作易也，将以顺性命之理，是以立天之道曰阴与阳，立地之道曰柔与刚，立人之道曰仁与义。兼三才而两之，故易六画而成卦。分阴分阳，迭用柔刚，故易六位而成章。

天地定位，山泽通气，雷风相薄，水火不相射，八卦相错。数往者顺，知来者逆，是故易，逆数也。雷以动之，风以散之，雨以润之，日以晅之，艮以止之，兑以说之，乾以君之，坤以藏之。

6.《序卦》

解释《易经》六十四卦的排列顺序，故名为序卦。序卦从天地万物说起，以"有天地，然后万物生焉。"来说明乾坤两卦居于首位。然后以万物生长的过程，事物变化的因果关系及物极必反、相反相生的运动规律等解释其他各卦的相互关系，以此说明六十四卦排列的次序，贯彻了《周易》哲学的宇宙论、存在论、方法论、辩证法思想。如《周易·序卦传》：

有天地，然后万物生焉。盈天地之间者唯万物，故受之以屯。屯者，盈也。屯者，物之始生也。物生必蒙，故受之以蒙。蒙者，蒙也，物之稚也。物稚不可不养也，故受之以需。需者，饮食之道也。饮食必有讼，故受之以讼。讼必有众起，故受之以师。师者，众也。众必有所比，故受之以比。比者，比也。比必有所畜也，故受之以小畜。物畜然后有礼，故受之以履。履而泰，然后安，故受之以泰。泰者，通也。物不可以终通，故受之以否。物不可以终否，故受之以同人。与人同者，物必归焉，故受之以大有。有大者不可以盈，故受之以谦。有大而能谦必豫，故受之以豫。豫必有随，故受之以随。以喜随人者必有事，故受之以蛊。蛊者，事也。有事而后可大，故受之以临。临者，大也。物大然后可观，故受之以观。可观而后有所合，故受之以噬嗑。嗑者，合也。物不可以苟合而已，故受之以贲。贲者，饰也。致饰然后亨则尽矣，故受之以剥。剥者，剥也。物不可以终尽剥，穷上反下，故受之以复。复则不妄矣，故受之以无妄。有无妄然后可畜，故受之以大畜。物畜然后可养，故受之以颐。颐者，养也。不养则不可动，故受之以大过。物不可以终过，故受之以坎。坎者，陷也。陷必有所丽，故受之以离。离者，丽也。

7.《杂卦》

《杂卦》也是对六十四卦的解释，但与《序卦》确定的顺序很不同，是错杂地讲，故称杂卦。《杂卦》所谓"杂"并非杂乱无章，而是错综复杂，它突出了含义相反的卦，把六十四卦分为三十二对组合关系，两两相对，对比说明，从另外的角度解释《周易》。原文如下：

乾刚坤柔，比乐师忧。临观之义，或与或求。屯见而不失其居，蒙杂而著。震，起也；艮，止也。损、益，盛衰之始也。大畜，时也；无妄，灾也。萃聚而升不来也，谦轻而豫怠也。噬嗑，食也；贲，无色也。兑见而巽伏也。随，无故也；蛊，则饬也。剥，烂也；复，反也。晋，昼也；明夷，诛也。井通而困相遇也。咸，速也；恒，久也。涣，离也；节，止也。睽，外也；家人，内也。否泰，反其类也。大壮则止，遁则退也。大有，众也；同人，亲也。革，去故也；鼎，取新也。小过，过也；中孚，信也。丰，多故也，亲寡，旅也。离上而坎下也。小畜，寡也；履，不处也。需，不进也；讼，不亲也。大过，颠也；姤，遇也，柔遇刚也。渐，女归待男行也。颐，养正也；既济，定也。归妹，女之终也。未济，男之穷也。夬，决也，刚决柔也；君子道长，小人道忧也。

《周易》的经文系统和传文系统是在不同时间先后形成的，既要联系起来，从象、数、理的角度结合来看，又要明晰它们之间的差异。元初理学家俞琰《周易集说》："夫《易》始作于伏羲，仅有六十四卦之画，而未有辞。文王作上下经，乃始有辞。孔子作《十翼》，其辞乃备。当知辞本于象，象本于画；有画斯有象，有象斯有辞。《易》之理尽在于画，讵可舍六画之象而专论辞之理哉？舍画而玩辞，舍象而穷理，辞虽明，理虽通，非《易》也。"

五、《周易》的性质

关于《周易》一书的性质，古往今来，争议颇多，未有定论。

（一）诸家之说

1.《周易》是卜筮书

宋代朱熹说："《易》本卜筮之书。"一些学者认为《周易》是占卜算命、远古巫术的资料汇编。郭沫若《中国古代社会研究》、高亨《周易古经今注》等均持有此观点，刘大钧《周易概论》亦认为："归根到底，《周易》是一部筮书。"

2.《周易》是哲学书

《庄子·天下》："《易》以道阴阳。"阴阳问题是中国哲学基本问题，因此《周易》是中国哲学著作。李景春《周易哲学及其辩证法因素》、黄寿祺等《周易译注》均持这种观点。李景春认为："《周易》不仅是中国古代一部最早的有系统的哲学著作，而且也是在世界上最早的有系统的哲学著作之一。"黄寿祺认为："冠居群经之首的《周易》，是我国古代现存最早的一部奇特的哲学专著。"

3.《周易》是历史书

章太炎认为《周易》讲人类文化、发展的历史，并以此观点解释了前十二卦。胡朴安《周易古史观》认为："《乾》《坤》两卦是绪论，《既济》《未济》两卦是余论。自《屯》卦至《离》卦，为蒙昧时代至殷末之史。自《咸》卦至《小过》卦为周初文、武、成时代之史。"李平心提出："《周易》基本上是用谐隐文体和卜筮外形写成的一部特殊史书。"黎子耀提出："《周易》是一部殷周奴婢起义史。"

4.《周易》是万世经典、百科全书

以《易大传》为代表的古代多数著作认为《周易》是一部内容无所不包的万世经典，为群经之首，中国乃至世界各门学科都可以从中找到源头、获取知识。

除此以外，还有不少观点：冯友兰认为《周易》是一部宇宙代数学；尹奈认为《周易》是智能逻辑；刘长允认为《周易》是中国最古老的一部辞书；徐世大认为《周易》是敌情之报告；王锡玉认为《周易》是上一次人类活动保存下来的精神文明等。可见易学内容精深微妙，智者见智，仁者见仁。

（二）《周易》与易学

1.经、传的不同性质

《周易》经与传是不同时代的产物，二者性质完全不同。《周易》经文部分多为筮辞，包括祭祀、战争、生产、商旅、婚姻、灾害等，亦涉及哲学思想。《周易》

传文部分即《易传》，是儒家的政治思想、伦理道德、行为修养的理论等。所以经文部分重在占筮；《易传》是哲学书，以儒家思想为主。汉代将"经""传"合为一体，统称为《周易》，使《周易》的性质复杂化。

2. 传不传经

如宋多魁《周易探源》："《易经》由起源到编纂，约在公元前十二世纪到公元前八世纪，它的性质是占筮家用来占筮的一种，编者搜集了一些原始材料，经过整理加工，总结经验。《易传》是儒家研究《易经》的论文集，著作时期约从公元前四世纪到公元前二世纪。它的性质是儒家借《易经》的外壳发挥他们的宇宙哲学和人生哲学。前者是奴隶社会后期的数术书，后者是封建社会初期的哲学书。"《易传》并不传经，因为作者们的目的在于借易以发挥儒家的伦理思想，是《易》义的引申扩展，而不是注释。它是封建社会儒家的哲学著作，和原来反映奴隶社会生活的筮占相距很远。然而它的价值就在有哲学思想。

第二节　医易同源

《周易》作为群经之首，大道之源，必然会对之后的经典产生影响，这也包括了《黄帝内经》《伤寒论》等早期中医学著作。医与易之间的关系，有下面两个方面。

一、从医学史的角度看医易关系

（一）医易同出三皇

汉代孔安国《尚书·序》及唐代王冰《黄帝内经素问注·序》中皆言："伏羲、神农、黄帝之书，谓之三坟，言大道也。"伏羲、神农、黄帝是上古时代的三皇。相传上古易学有三家，即神农氏所传的连山易，黄帝所传的归藏易，与周文王所传的周易。伏羲画八卦，既是易学的鼻祖，相传又创制九针，为针灸之祖。相传伏羲臣子阴康氏作舞，演变成为后世导引气功、保健体操。神农氏是上古医药学的创始人，传说他亲身尝百草，作《神农本草经》；黄帝是中医理论的创始人，他与岐伯等就医学问题相互发挥，作《黄帝内经》。可见，易学与中医学有一个共同的古老起源。

(二) 医巫同源

《周易》最早作为卜筮书，卜筮活动的开展者为巫。《说文解字》："巫，祝也。女能事无形，以舞降神者也。"古人称男巫为"觋"，女巫为"巫"。巫在远古时代为以舞沟通天地鬼神之人，同时巫又是一个部落中仅次于首领之人，掌握知识文化与医疗技术，能够为人治病。汉字"医"古为"毉"或"醫"，许慎《说文解字》说："醫之性然，得酒而使，故从酉（酉即酒）……酒所以治病也。《周礼》有醫（医师）、酒（酒正）。古者巫彭初作医。"古人早已认识到酒有治病的作用，医与酒的关系，可从"醫"的字形上反映出来。

从实践活动方面看，"医"是一种医疗活动，"易"是一种占卜活动，两者都来源于原始宗教巫术。而"巫彭初作医"亦反映了"医"与"巫"的关系。"医"的异体字"毉"，则直接从字形上反映了"医"与"巫"的关系。面对疾病，古人采用占卜、祝由与医术协同处理，出现"医巫不分"的现象。据《山海经》《尚书》《史记》《说文解字》等古籍记载，中国最早的医生皆为巫，如巫彭、巫抵、巫相、巫咸皆为神医，《论语·子路》等有"巫医"之称。医与巫经历了很长一段时间的共存并称状态，西周前期多称治病者为"巫"，春秋以后，医道渐从巫术中分出，逐渐发展成单独的职业，如《左传》记载的医和、医缓等。

医与巫常并称为"医卜"。《周易》被视为"占筮之书"，《管子·山权》："易者，所以守成败吉凶者也。""易"作为一种占卜、占筮活动，本身就是一种巫术活动，自然与医同源。故巫与医不仅关系密切，而且被视为同类，常常"医卜"连言。唐代孙思邈《备急千金要方·大医精诚》尚称："医方卜筮，艺能之难精者也。"

(三)《周易》影响《黄帝内经》

《周易》成书早于《黄帝内经》。《周易》大约成书于公元前12～公元前8世纪，而《易传》成书于战国时代，即公元前4～前2世纪。《黄帝内经》非一人一时之作，是战国先秦至西汉的医学总汇，但最后的成书是在西汉，即成书于公元前2～前1世纪。《易经》的成书早于《黄帝内经》数百年，《易传》也早于《黄帝内经》。

后世医家注解发挥《黄帝内经》时，常常引用《周易》。杨上善受汉代易学卦气学说影响把"十二消息卦"引入到医学理论当中。据统计，王冰在注释《素问》中引用《周易》文字 24 处，钱超尘认为："王冰时引《易》以证明《素问》符合《易》理，《易》理足以诠释医理，王冰将医易相关的理论，提到一个新的高度，对宋明治《易》者、治医者，均产生了深远的影响。"明代孙一奎、赵献可、张景岳、李中梓等，广泛运用宋代易学中的太极理论、先后天理论，不断完善中医学中的脏腑理论、命门学说、五运六气学说等。近代有学者提出"象"思维是医易学共同的思维方式，是医易汇通的焦点，从"象"模型的角度"修补"中医思维方式，才能促进中医学术的发展。孙思邈曾说："不知易，不足以言太医"。

二、医易同源的哲学观点

（一）易生万物的宇宙观

对宇宙的探索与思考贯穿整个人类文明，《周易》集中体现了中国古人对于宇宙的认识。《易传·系辞上》："是故，易有太极，是生两仪，两仪生四象，四象生八卦，八卦定吉凶，吉凶生大业。""易"是宇宙的起源，由"易"生出了太极，太极混沌未分，之后演变成两仪，两仪就是阴阳。《周易》以阴爻、阳爻代指阴阳，两两排列而成四象，由四象演变为八卦。八卦各有其所指，如乾为天，坤为地，巽为风，震为雷，坎为水，离为火，艮为山，兑为泽，八卦内寓宇宙万物，由八卦而成六十四卦，循环往复，形成并推动宇宙万物不断运行变化。是故《易传·系辞下》云：《易》之为书也，广大悉备。有天道焉，有人道焉，有地道焉，兼三才而两之，故六。六者非它也，三才之道也。"

《黄帝内经》中关于宇宙天地的形成沿袭《周易》的观点。如《素问·天元纪大论》云："太虚寥廓，肇基化元，万物资始，五运终天，布气真灵，揔统坤元，九星悬朗，七曜周旋，曰阴曰阳，曰柔曰刚，幽显既位，寒暑弛张，生生化化，品物咸章。"继承《周易》宇宙观而偏于有形万物形成阶段。《素问·五运行大论》中，岐伯曰，"天地动静，五行迁复，虽鬼臾区其上候而已，犹不能遍明。夫变化之用，天垂象，地成形，七曜纬虚，五行丽地。地者，所以载生成之形类也。虚者，所以列应天之精气也。形精之动，犹根本之与枝叶也。仰观其象，虽远可知也。帝曰：地之为下否乎？岐伯曰：地为人之下，太虚之中者也。帝曰：冯乎？岐伯曰：大气举之也。燥以干之，暑以蒸之，风以动之，湿以润之，寒以坚之，火以温之。故风寒在下，燥热在上，湿气在中，火游行其间，寒暑六入，故令虚而生化也。"由此可见，《黄帝内经》中宇宙观侧重于人类生活的天地，并通过五运六气与人类的关系中，阐释天地的形成，人类在天地自然中的作用。

（二）生命观

人类是天地自然的产物。如《系辞传下》："天地氤氲，万物化醇；男女构精，万物化生。"《周易·序卦传》："有天地然后有万物，有万物然后有男女，有男女然后有夫妇，有夫妇然后有父子，有父子然后有君臣，有君臣然后有上下，有上下然后礼义有所错。"自然界（天地）产生之后就逐渐产生万物，由万物进化出人类（男女），男女结合称为夫妻，进而产生子女，由父子之道演变为君臣之道，由是产生尊卑，进而产生人类社会的礼仪。《黄帝内经》也肯定了人是由自然演变产生的观点，如《素问·宝命全形论》："人生于地，悬命于天，天地合气，命之曰人。"《周易》和《黄帝内经》均认为人类生命是自然演变产生的，并非某种神秘生物创造的，属于唯物主义范畴。

（三）天人合一

生存于自然界的人类必须与自然界相适应，顺应自然的普遍规律，即"天人合一"。《周易》其首重思想是"天人合一"。《系辞》指出，"天尊地卑，乾坤定矣"，"乾道成男，坤道成女；乾知大始，坤作成物"，"仰以观于天文，俯以察于地理，是故知幽明之故；原始反终，故知死生之说。"可见天人规律尽在易道之中。

《黄帝内经》同样蕴含着"天人合一"的哲学思想。《素问·宝命全形论》指出："人生于地，悬命于天，天地合气，命之曰人。"中医学认为：人的生命与自然界密切相关。中医无论是在观察人体、诊断疾病，还是在用药治疗、辅助调理等诸方面，虽有它特定的方法原则，然而始终体现"天人合一"的思维方式，以及综合协调的整体观念。《灵枢·本脏》指出，人的精、气、神，是用以养生而完善性命的，故调摄精、气、神，是中医治未病的核心。治未病是《黄帝内经》的医疗总则，《素问·四气调神大论》："是故圣人不治已病治未病，不治已乱治未乱。"传统又有"上医医国，中医医人，下医医病"之说。中医学研究的对象不仅是解剖学意义上的个体疾病，而且是哲学意义上的整个人生的过程，以及人与自然、社会的关系及人际关系等的协调、共存的哲理问题。

（四）医易同道阴阳

明末著名医家张介宾在其医著《类经附翼·医易义》中提出"医易同源"论，曰："天地之道，以阴阳二气而造化万物，人生之理，以阴阳二气而长养百骸。《易》者，易也，具阴阳动静之妙。医者，意也，合阴阳消长之机。虽阴阳已备于《内经》，而变化莫大于《周易》。故曰天人一理者，一此阴阳也。医《易》同源者，同此变化也。岂非医《易》相通，理无二致，可以医而不知《易》乎？"张介宾不仅指出了医易相关的密切性，而且强调了其相关的重要性。"然则天人相与之际，精哉妙矣，诚可畏矣！人身小天地，真无一毫之相间矣！今夫天地之理具乎易，而身心之理独不具乎易乎？矧天地之易，外易也；身心之易，内易也。内外孰亲？天人孰近？故必求诸己而后可以求诸人，先乎内而后可以及乎外，是物理之易犹可缓，而身心之易不容忽。医之为道，身心之易也，医而不易，其何以行之哉？"张介宾从中医的哲学思想基础，将《黄帝内经》与《周易》作了比较和联系，揭示了医易同源之理。

（五）医易互为表里

老子说"万物负阴而抱阳"，易以道阴阳，一阴一阳谓之道。故欲穷天地之理，尽人生之性命，必须研究易之道，灵活掌握阴阳学说。易主外，天文、地理、人事无所不容，医主内，生、长、壮、老无所不纳。明代张介宾将探求天地的哲学称为外易，探讨身心的医学称为内易。《周易》探求宇宙万象的哲理、方法，当属外易；《黄帝内经》是中华现存最早而最完整的医学经典，当属内易。易为医之理，医为易之用。二者互为表里，从宇宙天地自然变化到人体自身奥秘，两书相互依托，互为龟鉴。

第三节　周易与中医阴阳学说

《易》以道阴阳，阴阳学说是《周易》与中医的重要结合点。

一、易以道阴阳

(一)《周易》以阴阳为基础

"阴阳"是《周易》的最基本范畴和理论精髓。"－－"(阴爻)和"—"(阳爻)是《周易》卦画系统中的基本符号,反映了上古先民的阴阳观念。对于阴爻阳爻符号的来源有众多推测,有人推测其源自上古结绳记事,是绳结的抽象符号;有人认为这是人类早期的生殖崇拜,代表男女生殖器官;有人认为与古代卜筮相关,表现了龟甲裂纹……如此种种,阴爻阳爻的来源已难以考订,但后世均认为其所代表的就是阴阳。

(二)阴阳的含义与运用发展

阴爻和阳爻叠加排列构成八卦,进而构成六十四卦。卦画之中六爻的变动生成卦象,进而指示吉凶。严格来说,《周易》的卦辞、爻辞之中没有阴阳这一词语,阴阳的概念主要来自《易传》,我们熟知的一些关于阴阳的语句,如"一阴一阳之谓道""立天之道曰阴与阳"均出自《易传》,这也反映了由卜筮到哲理的转变。

阴阳最早是指日光的向背,在西周末年,"阴阳"已被抽象化为解释事物运动变化机理的哲学概念。如《老子·四十二章》,"万物负阴而抱阳,冲气以为和"描述了阴阳之间对立制约,相辅相成,和谐共生的关系。《庄子·天下》,"《易》以道阴阳"被后世广泛引用,指出《周易》的本质在于讨论阴阳变化关系。

二、阴阳学说的内容

(一)阴阳概念在中医理论中的运用

"阴阳"本指日光的向背,山南朝阳为阳,山北背阳为阴,日为阳,月为阴,如《诗经·公刘》:"既景迺冈,相其阴阳。"随着阴阳概念的理论引申,"阴阳"成为解释自然界现象的抽象概念。《周易》把阴阳分为天地、尊卑、贵贱、动静、刚柔、日月、寒暑、男女等相对应的概念,这些都是阴阳的显现。《素问·阴阳应象大论》:"阴阳者,天地之道也,万物之纲纪,变化之父母,生杀之本始,神明之府也,治病必求于本。"将解释宇宙天地的阴阳引入人体之中,指出阴阳是认识疾病、治疗疾病的根本。

阴阳是指自然界相互联系的事物和现象对立双方的概括。哲学上阴阳具有先验性，凡剧烈运动着的、外向的、上升的、温热的、明亮的，均属阳；相对静止的、内守的、下降的、寒冷的、晦暗的，均属阴。在人体内，凡对人体具有推动、温煦、兴奋等作用的物质和功能，均属于阳；凡对人体具有凝聚、滋润、抑制等作用的物质和功能，统属于阴。阴阳属性是相对的，参照物出现差异，事物的阴阳属性可能不同，比如心肺居人体上部属阳，这是与居于下部的肝肾比较得出的。如果心肺再分阴阳，那么肺相对于心而言属于阴，如果再进一步分阴阳的话，心可以分为心阴与心阳，并且可以继续分下去，即每一事物中的阴或阳的任何一方都可再分阴阳。这种既相互对立又相互联系的现象，在自然界中是普遍存在，无穷无尽的，《素问·阴阳离合论》："阴阳者，数之可十，推之可百，数之可千，推之可万，万之大不可胜数，然其要一也。"

（二）中医学中阴阳的基本关系

1.对立制约

阴阳的对立是指存在于一个统一体的阴阳双方相互排斥、相互斗争。从自然界来看，春夏阳气上升，抑制了寒凉阴气，因而春夏温热；秋冬阴气上升，抑制了温热阳气，因而秋冬寒冷。《素问·四气调神大论》："春三月，此谓发陈，天地俱生，万物以荣"；"夏三月，此谓蕃秀，天地气交，万物华实"；"秋三月，此谓容平，天气以急"；"冬三月，此谓闭藏，水冰地坼"。一年四季正是由于阴阳的对立制约而形成了不同的气候与季节特征。人生活在天地之中，必然受到天地阴阳之气的作用，并且在长期的生活中与之相适应，天地阴阳之气影响到人体的气血，变见于脉口，会形成春弦、夏洪、秋毛、冬石的季节脉象变化，这反映出人适应天地自然阴阳变化规律。

阴与阳相互制约和相互斗争，取得了协调统一，《黄帝内经》称之为阴平阳秘。所谓阴平阳秘，并不单纯是指阴阳平衡。如同天平两端一阴一阳，如果重量相等，可以称为平衡。阴平阳秘并不仅仅在于此，所谓平者，顺也；秘者，固也，阴平阳秘是指阴阳二者在结构上相互补充，关系上密切交流，势力上的势均力敌，这样的协调统一才可以称为阴平阳秘。如果这种机制遭到破坏，即是疾病的形成，《素问·阴阳应象大论》："阴胜则阳病，阳胜则阴病；阳胜则热，阴胜则寒。"

2. 互根互用

阴阳双方，任何一方都不能脱离另一方而单独存在，都把对方的存在作为自身存在的前提条件。《素问·阴阳应象大论》指出"阳生阴长，阳杀阴藏"。《医贯·阴阳论》云："阴阳又各互为其根，阳根于阴，阴根于阳，无阳则阴无以生，无阴则阳无以化。"天地自然中，上为阳，下为阴，没有上也就无所谓下，没有下也就无所谓上。人体生理功能兴奋和抑制而言，兴奋属阳，抑制属阴，没有兴奋，就无所谓抑制；没有抑制，也就无所谓兴奋，二者互根互用。《素问·阴阳应象大论》云："阴在内，阳之守也；阳在外，阴之使也。"

人体之中的形态功能之中存在着复杂的对立制约、互根互用关系。张景岳认为：以精气分阴阳，则阴阳不可离；以寒热分阴阳，则阴阳不可混。前者侧重于人体阴阳的互根互用关系，后者侧重于对立制约关系。由于阴阳互根互用关系的存在，如果阴阳某一方长时间出现损伤，有可能沿及另一方。如人体的阴津损伤，会累及阳气也伤；阳气损伤，会累及阴津也伤，这是基于阴阳互根互用的原理。如果由于某些原因导致阴阳之间互根互用的关系破坏，就会引起"孤阴不长，独阳不生"，"阴阳离决，精气乃绝"的后果。

3. 消长平衡

阴阳的消长平衡，是指阴阳之间的相对平衡，不是静止或绝对平衡，而是指在一定限度内的"阴消阳长""阳消阴长"的相对平衡。比如四时气候的变化，从冬至春夏，气候从寒冷逐渐变暖热；由夏至秋冬，气候从炎热逐渐变凉寒。阴阳消长原理即是古代医家根据我国地理气候及民族体质总结出来的天人合一、阴阳消长规律，即阴阳转化的一个量变过程：冬至一阳生，夏至一阴生。即如《易经》十二消息卦从复卦十一月起阳始生，即一阳息阴，到乾卦四月阳气极盛；而后转为垢卦五月一阴始生，即一阴消阳，至坤卦十月阴气全盛。这个循环说明一年寒暑推移、阴阳交替的消长过程。

4. 相互转化

阴阳相互转化是指对立的阴阳双方，在一定的条件下可以各自向其相反方向转化。《灵枢·论疾诊尺》云："四时之变，寒暑之胜，重阴必阳，重阳必阴，故阴主寒，阳主热，故寒甚则热，热甚则寒，故曰寒生热，热生寒，此阴阳之变也。"如某些急性热病，由于热毒极重，大量耗伤机体元气，在持续高热的情况下，可突然地出现体温下降，面色苍白，四肢厥冷，脉微欲绝等阳气暴脱的危象，这种病证变化，即是由阳证转化为阴证。

三、阴阳学说在中医学中的具体应用

（一）阐释人体的组织结构

阴阳学说认为：人体是一个有机整体，人体内部充满着阴阳对立统一的关系。从人体部位来说，上部与下部、体表与体内、背与腹、五脏与六腑、四肢内外侧等等，均可以阴阳来分类。《素问·金匮真言论》说："夫言人之阴阳，则外为阳，内为阴。言人身之阴阳，则背为阳，腹为阴。言人身之脏腑中阴阳，则脏者为阴，腑者为阳。肝、心、脾、肺、肾五脏皆为阴，胆、胃、大肠、小肠、膀胱、三焦六腑皆为阳。"五脏属阴，因其功能以静为主，藏而不泻；六腑属阳，因其功能以动为主，泻而不藏。五脏之中又可根据其位置分为阳脏（心、肺）和阴脏（肝、脾、肾），经络亦可分为阳经与阴经。

（二）概括人体的生理功能

中医学认为，人体的正常生命活动是阴阳两个方面保持着对立统一的协调关系的结果。如果人体的阴阳不能相互依存，相互为用，人的生命就会终止。《灵枢·终始》指出："阴者主脏，阳者主腑，阳受气于四末，阴受气于五脏……少气者，脉口人迎俱少而不称尺寸也。如是者，则阴阳俱不足，补阳则阴竭，泻阴则阳脱。"说明阴阳二者互相依存的道理。

（三）说明人体的病理变化

阴阳学说还被中医学用来说明人体的病理变化，认为疾病的发生发展，是人体阴阳失调所致。阴阳失调的表现形式很多，统称为"阴阳不和"。《灵枢·通天》说："太阴之人，多阴而无阳，其阴血浊，其卫气涩，阴阳不和，缓筋而厚皮，不之疾泻，不能移之。"多数情况下，疾病发生发展的过程，就是正邪抗争、阴阳各有胜负的过程。这一过程可以用阴阳偏胜、阴阳偏衰、阴阳互损、阴阳转化作概括性的解释。

（四）指导疾病的诊断和治疗

察色按脉，先别阴阳，中医学认为，疾病发生发展的原因是阴阳失调，所以对于任何疾病，无论其病情如何复杂多变，都可以用阴阳学说加以诊断治疗。中医诊断疾病首先要分清阴阳，既可以用阴阳来分析四诊，又可以用阴阳来概括证型。如望诊色泽鲜明者属阳，晦暗者属阴；闻诊声音洪亮者属阳，语声低微者属阴；脉象浮、数、洪大者属阳，沉、迟、细小者属阴等。从证型来看，病位在表属阳，实证属阳，热证属阳；而病位在里属阴，虚证属阴，寒证属阴等。

在决定治疗原则和临床用药时，中医学也是以阴阳学说作为指导的。如对于阳邪过盛所致的实热证，以热者寒之的原则用寒凉药物清热；对于阴盛所致的寒证，则应以寒者热之的原则用温热药来祛寒。对于阴虚所致的虚热证，以滋阴药以补虚；对于阳虚引起的虚寒证，则要以温阳药以补阳。在阴阳两虚的情况下，就必须阴阳两补。阴阳学说还可用来概括中药的性味，并用以指导临床使用。一般来说，寒凉药属阴，温热药属阳；味酸、苦、咸者属阴，味辛、甘、淡者属阳；具有收敛、沉降作用者属阴，而具发散、升浮作用者属阳。在临床用药时，应当根据疾病的阴阳性质决定治疗原则，再根据药物的阴阳属性来决定用药。针灸上，《灵枢·终始》指出："凡刺之道，气调而止，补阴泻阳，音气益彰，耳目聪明……阴盛而阳虚，先补其阳，后泻其阴而和之。阴虚而阳盛，先补其阴，后泻其阳而和之。"

第四节　《周易》三才观与中医天人相应观

一、《周易》三才观

《周易·说卦》指出，圣人作《易》立天、地、人三才之道的目的，是"穷理尽性，以至于命"，也就是穷尽物之理与人之性，顺从人的本性与自然现象的必然性，最终使人生达到与自然规律相一致的境界。

（一）六爻定三才

《周易·系辞》："《易》之为书也，广大悉备。有天道焉，有地道焉，有人道焉。兼三才而两之，故六。六者非它也，三才之道也。道有变动，故曰爻；爻有等，故曰物；物相杂，故曰文；文不当，故吉凶生焉。"《周易》作为一本书来讲，它涵盖的内容广大而完备，包含有天道、地道、人道，两两相对，即成六爻。《易经》所论之道，变动不居，而周流于六位之间的奇偶两画，称为爻。爻有类别（刚柔、大小、远近、贵贱等），因物类不等不齐而称之为物。物类阴阳相错杂，如同青黄两色相兼，所以称作文。各卦阴阳之爻相掺杂，时有当与不当，于是吉凶之象就产生了。

（二）六位而成章

《说卦》云："昔者圣人之作《易》也，将以顺性命之理。是以立天之道，曰阴与阳；立地之道，曰柔与刚；立人之道，曰仁与义。兼三才而两之，故《易》六画而成卦。分阴分阳，迭用柔刚，故《易》六位而成章。"圣贤之所以写作《周易》，是打算用以展示遵循万物属性与自然命运变化规律的道理。所以确立天的道理，分为阴阳（上爻为阴位，五爻为阳位），确立地的道理，分为刚柔（初爻阳位为刚，二爻阴位为柔），确立人世间的道理，分为仁和义（三爻为阳为义，四爻为阴为仁）。六爻都兼含三才的道理而两两相合，所以《易》经中的卦都是六爻而成卦。分阴阳刚柔而迭用，所以卦体必备六位才能构成章理。

（三）三才的概括性

天、地、人三才以及天、地、人三道，是《周易》这部书专门研究的重要问题。《周易》正是通过对它们的阐述，才建构了自己的体系、结构与内容及其价值。《周易》的作者，以"阴阳"高度概括了天上万象的变化情况及其规律；以"刚柔"高度概括了地上万象的变化情况及其规律；以"仁义"高度概括了人间万象的变化情况及其规律。阴与阳、刚与柔、仁与义都是"对立统一体"。它们有着不可分的内在联系，即从气的角度看是阴与阳，从属性的角度看则是刚与柔，而仁与义乃是禀受阴与阳、刚与柔之性而成的。《周易》的作者，并没有把阴与阳局限于天道，而是超越于天道，上升为贯串于地道与人道之中，使之成为天、地、人所有事物的构成与发展的总规律。《系辞》"一阴一阳之谓道"这个论断，具有高度的概括性与抽象性，既指天道而言，又指地道与人道而言，反映了天、地、人相贯的整体观。故把握三才与三道，才能领会《周易》的本义及其价值。

（四）卦爻的预测与指导性

《系辞》指出："爻者，言乎变者也。"这里的"爻"，指爻辞。而爻辞是用以解说各爻的变化情况的。又："圣人有以见天下之动，而观其会通，以行其典礼（常理，常法）。系辞焉以断其吉凶，是故谓之爻。"圣人由于见到天下事物运动不息，因而要求在有关的事理当中，选择一个道理以贯串全体，从而作为行动的指南，并附上文字解说，预测吉凶，能实现这个目的的方法就叫"爻"。又："爻也者，效天下之动者也。"因而"爻"就是效法天下事物的发展变化的。

总之，《周易》是通过卦爻来说明分析天、地、人三才之道的发展变化情况，以指导人们避凶趋吉，故《系辞》："天地变化，圣人效之。"《周易》作者的本意就是企图要求每个人都能自觉地去学会自然界与人类社会的变化发展之大道，顺应自然社会变化规律，从而安身立命。

二、人与自然界

（一）定三才以协调天人关系

《易传》提出："裁成天地之道，辅相天地之宜。"《象》曰："天地交泰，后以裁成天地之道，辅相天地之宜，以左右民。"人对待自然的正确态度：一方面应是自觉去适应自然；另一方面又要根据自然规律，充分发挥主观能动性，对自然加以引导开发，明白天、地、人三才之道，就是为了"裁成辅相"，协调天人关系。

（二）中医天人关系的运用

中医在诊治与预防方面，充分注意到了天人之间的关系。张仲景《伤寒杂病论序》指出："天布五行，以运万类；人禀五常，以有五脏。"《金匮要略·脏腑经络先后病脉证》指出，"夫人禀五常，因风气而生长，风气虽能生万物，亦能害万物，如水能浮舟，亦能覆舟。若五脏元真通畅，人即安和。客气邪风，中人多死。千般疢难，不越三条：一者，经络受邪，入脏腑，为内所因也；二者，四肢九窍，血脉相传，壅塞不通，为外皮肤所中也；三者，房室、金刃、虫兽所伤。以此详之，病由都尽。"这些医论，说明了人的生存与自然密切相关，外界自然社会环境因素可以导致人体疾病。明代张介宾《类经·序》指出："生成之道，两仪主之；阴阳既立，三才位矣。"张介宾在《类经·阴阳类》编列了《素问·阴阳应象大论》等相关内容，以充分展示《黄帝内经》中天地人相关的医学整体观。

（三）中医三才诊治法

《儒门事亲·汗下吐三法赅尽病诠》指出发病的三方面因素，天之六气：风、暑、火、湿、燥、寒；地之六气：雾、露、雨、雹、冰、泥；人之六味：酸、苦、甘、辛、咸、淡。天邪引发的疾病，多在上焦；地邪引发的疾病，多在下焦；人本身的致病因素引发的疾病，多在中焦。疾病留居的部位有三处，祛除病邪的方法也有三种途径，以汗吐下三法治疗上中下三焦疾病。

（四）天人相应病因病机说

中医病因病机学中有"同气相求"的观点，指人体内的某种因素，与外界的病因相对应而形成一定类型的疾病。首先是某种体质容易感受相应的病邪，即在同样的条件下，存在有人病而有人不病的现象；其次是发病类型与传变趋势的倾向性，与病邪之性质和体质类型密切相关。发病与否不仅考虑到人与自然的关系，而且重视人自身的体质问题。

（五）天人相应养生观

魏晋嵇康《养生论》说："豆令人重，榆令人瞑，合欢蠲忿，萱草忘忧"，"虱处头而黑，麝食柏而香，颈处险而瘿，齿居晋而黄"，"凡食之气，蒸性染身，莫不相应。"说明人体受地理环境、饮食条件影响而发生变化。故中医的"天人合一"整体观不仅表现在重视天气与人体的关系，也表现在重视地域、饮食等问题。

三、人与社会

鉴于"天人合一"的整体观，中医也重视人与社会的关系，体现了一种生物－社会－心理医学模式。人是生物的人，与社会的人两者的统一体，其生老病死不仅与自然界相关，而且也与社会劳动、精神文化等密切相关，这体现中医学的人文属性。

（一）整体模式的社会观

中医学从整体观察角度出发，无论是在治病，还是在养生方面，都很重视人与社会的关系。人与社会的关系，如地位的变化、财富的多寡等，往往能够引起情绪内伤而导致相关的疾病。《素问·疏五过论》指出："尝贵后贱，虽不中邪，病从内生，名曰脱营。尝富后贫，名曰失精，五气留连，病有所并"，"暴乐暴苦，始乐后苦，皆伤精气，精气竭绝，形体毁沮。暴怒伤阴，暴喜伤阳，厥气上行，满脉去形。愚医治之，不知补泻，不知病情，精华日脱，邪气乃并。"嵇康《养生论》说："夫服药求汗，或有弗获；而愧情一集，涣然流离。终朝未餐，则嚣然思食；而曾子衔哀，七日不饥。夜分而坐，则低迷思寝；内怀殷忧，则达旦不瞑。劲刷理鬓，醇醴发颜，仅乃得之；壮士之怒，赫然殊观，植发冲冠。由此言之，精神之于形骸，犹国之有君也。"情志对人体的影响，往往甚于饮食、药物的作用。故结合这些因素对人体的不良影响，提出了预防措施："神躁于中而形丧于外，犹君昏于上，国乱于下也，清虚静泰，少私寡欲。知名位之伤德，故忽而不营"，"外物以累心而不存，神气以醇泊而独著。"

（二）整体模式的情志观

中医学特别强调慎喜怒，安心志，节情欲，除妄念。张仲景曾在《伤寒杂病论》序中，对那些追逐荣华名利而忘躯殉物的读书人痛加谴责："但竞逐荣势，企踵权豪，孜孜汲汲，惟名利是务。崇饰其末，忽弃其本，华其外而悴其内。皮之不存，毛将安附焉？"《素问·上古天真论》说："恬惔虚无，真气从之；精神内守，病安从来"，"去世离俗，积精全神，游行天地之间，视听八达之外，此盖益其寿命而强者也。"指出凡防病养生，都须对外界事物无过多奢求，淡泊名利，去除极欲，安定情志。协调好人与人的关系、摆正人与社会的关系，是中医不曾忽视的内容。这种精神体现了中医学并非把人看作是脱离社会而单纯存在的生物人的观点，亦体现了中医学天人合一整体观。

四、人身小宇宙

（一）人体三部相关

中医学视人体为一个小宇宙，《素问·三部九候论》指出："有下部，有中部，有上部，部各有三候。三候者，有天，有地，有人也"，"上部天，两额之动脉；上部地，两颊之动脉；上部人，耳前之动脉。中部天，手太阴也；中部地，手阳明也；中部人，手少阴也。下部天，足厥阴也；下部地，足少阴也；下部人，足太阴也。故下部之天以候肝，地以候肾，人以候脾胃之气。中部之天以候肺，地以候胸中之气，人以候心。上部天以候头角之气，地以候口齿之气，人以候耳目之气。三部者，各有天，各有地，各有人，三而成天，三而成地，三而成人，三而三之，合则为九。九分为九野，九野为九脏。故神脏五，形脏四，合为九脏。"人体上中下三部亦对应天地人三才，在诊治疾病中亦应整体参考，综合诊治。

（二）整体诊治观

《素问·五脏生成论》云："是以头痛巅疾，上虚下实，过在足少阴、巨阳。"按照中医整体调治原则，可采取上病下取、下病高取、左病治右、右病治左的方法。如巅顶头痛，病在足厥阴经，可取足部腧穴以治疗；火热炎上导致鼻血，可用大黄、牛膝引血下行……提示中医诊治疾病应契合病机，不可头痛医头，脚痛医脚。

第五节　象思维与中医学

思维方式是在一定历史条件和文化背景下经过漫长发展逐步形成的，看待事物的角度、方式和方法、思维方式决定了文化的形态和特征。与西方注重抽象思维方式相比较，《周易》的意象思维（简称象思维）方式具有整体性、功能性、形象性、变易性等特点，是易学的基本思维方式，也是中国传统思维方式的代表，它不仅决定了中国传统文化的面貌、特性和走向，而且决定了中华民族特有的价值观念、行为方式、审美意识及风俗习惯；不仅渗透到深层次的民族心理结构，也与外在的传统技艺密切相关；不仅影响了中国传统哲学，也影响了包括中医学在内的中国古代自然科学。

一、象思维概述

人类的思维是伴随着自身改造客观世界的发展，逐步从简单到复杂、从低等到高等向前发展的。早期人类思维是伴随着劳动而产生的，当与工具相结合时，产生出有异于动物本能的思维，人类思维形式的发展一般可以通过考察人类工具的发展加以推测。早期人类思维离不开具体实物，处于实象思维阶段。随着工具加工工艺复杂化，需要在工具未加工前预先在头脑中形成该事物的形象，预测某项行为的结果，由此达到形象思维，旧石器时代的磨制和钻孔技术、人工取火技术等均可以反映出形象思维的发展。形象思维进一步发展，人类产生了幻想、灵魂、宗教等概念或事物。形象思维的基本形式是意象，意象是形象思维识别、创造与描述环节的基本思维形式，是由表象概括而形成的理性形象，是事物的表象与概念二者的辩证统一。

象思维，指运用带有直观、形象、感性的图像、符号等工具来揭示认知世界的本质规律，通过类比、象征等手段把握认知世界的联系，从而构建宇宙统一模式的思维方式。《周易》中的象思维，可以从观物取象、言以明象、立象尽意三个方面论述。

（一）观物取象

《系辞》曰："古者包牺（伏羲）氏之王天下也，仰则观象于天，俯则观法于地，观鸟兽之文与地之宜。近取诸身，远取诸物，于是始作八卦，以通神明之德，以类万物之情。""圣人有以见天下之赜，而拟诸其形容，象其物宜，是故谓之象。"所谓"物"，包括天、地、人及世间万物，通过对他们形象的观察，在直觉感悟和主体感悟中，探索其中幽深难现的深层次规律，抽取其中根本性、深层次的部分，形成"象"，故所谓取象，乃肖其形而会其神。观物和取象的过程中，是人根据自身的认识、审美及主观情感等多方面对事物进行再认识、再创造，从而形成象的过程，象既有事物的本身属性特点，又是人主观认识的结果，具有两重属性。

古人是如何观物取象的呢？《系辞》曰："天垂象，见吉凶，圣人象之。"古人通过象形、会意、比类、联想等方法取象。

象形 即象物之形，梁启超认为，八卦卦画即古代的象形文字。如坎卦，卦画为☵，如同水波荡漾的水面。鼎卦（上坎☵下巽☴），《象》曰"鼎，象也"，即根据鼎的外形而做此卦画，初九为阴爻象征鼎足，中间的二、三、四爻为阳爻象征鼎腹，上九则象征鼎铉，非常生动的从侧面展现出鼎的形象。

会意 会意是一种造字法，也是取象法，作为造字法是指通过两个或是多个字符组合而成的一种新字，如时、采等。作为取象法，如颐卦（上艮☶下震☳），震为口，像一张张开的大嘴，郑玄曰："颐者，口车辅也。"上艮，辅也，艮止，不动者也，代指人的上腭；震，牙车也，震动而上，指上下震动的下颚。所以颐卦表现为口颊之象，由于口嚼进食，人以食为本，所以引申为养人，《卦辞》："观颐，自求口食。"

比类 八卦是将天地万物分为八类，《乾文言》有"本乎天者亲上，本乎地者亲下，则各从其类也"，《周氏大传今注》进一步说道"坎为水，为沟渎，为隐伏，为矫輮，为弓轮，其于人也为加忧，为心病，为耳痛，为血卦，为赤，其于马也为美脊，为亟心，为下首，为薄蹄，为曳，其于舆也为多眚，为通，为月，为盗，其于木也为坚多心。"这与中医学四时五脏阴阳收受是一样的。

联想 通过想象将物象联系起来，或是将多个象联系起来，在原有象的基础上形成一个具有新意义的象。如井卦（上坎☵下巽☴），坎为水，巽为木，水与木结合，联想为水与木桶，木桶里装了水再提起来，于是便形成了井。又如乾卦、坤卦的《大象传》里，直接从天行健，地势坤的角度出发，联想到一种刚正不阿、自强不息的精神和温柔敦厚、兼容并包的精神。

（二）言以明象

《周易》中卦名、卦辞、爻辞，以及《易传》这些文字内容都是用来解释、引申卦画系统的。如晋卦（上离☲下坤☷），卦辞：康侯用锡马蕃庶，昼日三接。康侯被（君王）赏赐众多车马，而且一天被召见三次，形容恩宠有加。离卦与坤卦分别代表太阳和大地，《象》曰："晋，进也，明出地上。"以太阳从地平面升起的动态之象以明理。与晋卦对应的明夷卦（上坤☷下离☲），《象》曰："明入地中，明夷。"夷，伤也，平也，它是指处于黄昏时段，阳光逐渐变弱即将消失的景象。

又如泰卦（上坤☷下乾☰）和否卦（上乾☰下坤☷）这一对特性相反的卦。泰卦乾阳在下，坤阴在上，按易理从下往上的变化规律，阳升阴降，阴阳交感而万物生长。否卦乾阳在上，坤阴在下，同样阳升阴降，但阴阳离绝，万物凋零。再如既济卦（上坎☵下离☲）和未济卦（上离☲下坎☵），坎为水，离为火，两卦均为水与火相合，但卦义却完全相反，从卦名来看，"济"意指济渡，象征成功，既济是已经成功，未济是未获成功。"济"还有"止"的含义，既济就是终止，未济就是不止。从象义来看，虽均为水火二象，但位置相反，既济卦为水上火下，《象》曰："水在火上，既济。君子以思患而预防之"，水火相交，如同烧火作炊，水开饭熟，所以既济卦辞为"亨，小利贞"。未济卦象相反，为水下火上，水曰润下，火曰炎上，背道而驰，是未成之象。

（三）立象尽意

《易传·系辞下》曰："《易》者，象也，象也者，像也。"象的本意是指大象，大象在战国时代已经少见，所以《韩非子·解老》云："人希见生象也，而得死象之骨，案其图以想其生也。故诸人所意想者，皆谓之象也。"依据大象遗留下的尸骨来想象活着的大象，所以引申为图像，即像似、想像。段注《说文解字》云："古书多假象为像。像者，似也"，"凡形象、图像、想像字，皆当从之，而学者多作象，象行而像废矣。"再来看《系辞下》的这句话就可以理解，易者，讲的是"象"，象是自然界中被人所感受到的客体。"意"是人体对象的思维过程，事物的形象在大脑中进行加工、整理、归纳、演绎、推理、判断和总结，最终形成完整的认识，这个过程就是《易传·系辞上》"圣人有以见天下之赜，而拟诸其形容，象其物宜，是故谓之象"的过程。

王弼《周易略例·明象》曰："夫象者，出意者也。言者，明象者也。尽意莫若象，尽象莫若言。言生于象，故可寻言以观象。象生于意，故可寻象以观意。意以象尽，象以言著。故言者所以明象，得象而忘言。象者所以存意，得意而忘象。犹蹄者所以在兔，得兔而忘蹄；筌者所以在鱼，得鱼而忘筌也。然则言者，象之蹄也；象者，意之筌也。是故存言者，非得象者也；存象者，非得意者也。象生于意而存象焉，则所存者乃非其象也。言生于象而存言焉，则所存者乃非其言也。然则忘象者乃得意者也，忘言者乃得象者也。得意在忘象，得象在忘言。故立象以尽意，而象可忘也"。从王弼这段话可以看出，象与言是通向意的门户；得意而忘言，真正得意是在忘象与言之后；存在一个言、象、意的序列，言以明象，象以尽意，得意而忘言象。

二、象思维的特点

(一)整体性

《周易·系辞》曰:"易与天地准,故能弥纶天地之道。仰以观于天文,俯以察于地理,是故知幽明之故。原始反终,故知死生之说。精气为物,游魂为变,是故知鬼神之情状。"这是说易以天地为准则,所以能概括天地间的所有规律。精通易道之人仰观天文,俯察地理,所以了解白昼与黑夜、有形与无形、具体与抽象等道理。溯源事物的起始,推断事物的终结,所以了解事物兴衰存亡的缘故。可见易涵盖之大、象思维包容之广,其所论是"天人合一"的整体规律,人的生老病死亦不外乎此理。

事物之间是相互联系的。"一阴一阳之谓道",人与自然既有对立,也有和谐统一。"刚柔相推而生变化",阴阳之间相互推移、相互转化与相互依存。"同声相应,同气相求",同类事物可以相互感应、相互吸引。"保合太和",最终人与自然、主体与客体在相互对立与和谐、感应与交流中有机地统一起来,在"天人合一"的整体思维下和谐共存。

"人体小宇宙,宇宙大人体"。《黄帝内经》吸收借鉴了《周易》整体观念,将人体看成是一个有机整体,将人与宇宙自然看成一个相互感应、相互影响的大系统,用"五运六气"说明气候变化(天)对人体的健康和疾病的重大影响,建立起藏象学说、病因病机学说、养生康复学说等整体思维模式基础上的中医学术体系。

(二)系统性

从观物取象到立象尽意,《周易》建立起以象为核心的天地系统。八卦象征着八大自然物,乾天为刚健不息,坤地为顺天而行,震雷为振动,巽风为散入,坎水为陷险,离火为灼丽,艮山为静止,兑泽为喜悦。通过八卦,将自然界的万事万物分类,如"乾为马,坤为牛,震为龙,巽为鸡,坎为豕,离为雉,艮为狗,兑为羊……乾为首,坤为腹,震为足,巽为股,坎为耳,离为目,艮为手,兑为口"等,形成卦象系统。

（三）变易性

变易是《周易》的最基本观念。六十四卦是一个相互生成、相互变化、循环往复的过程，引导人们以变化的方式看待事物的发展。衍生出物极则反、循环往复的观念。如《易经》泰卦九三爻辞："无平不陂，无往不复。"复卦卦辞："反复其道，七日来复。"《易传》："一阖一辟谓之变，往来不穷谓之通。""原始反终，故知死生之说。""变动不居，周流六虚。"《系辞》以日月往来、寒暑更替说明"往者屈也，来者信（伸）也，屈信（伸）相感而利生焉"。《易传》把六十四卦的变易规律归结为阴阳之间相反、相对、相摩、相荡的交互作用。

变化之中存在着循环往复运动。"周易"就有"周环、循环"与"变化、运动"的含义。六十四卦是一个从乾、坤开始到既济、未济结束的变易周期，"未济"表示下一个变易周期的开始，如此运动变化，循环不已，一年节气、物候的变化可以用六十四卦阴阳爻象表示。循环变易观将物质看成是动态可变的，变化的形式是盈虚消长循环往复的，变化的根源是相互对应的阴阳之间的作用。这种观点对整个宇宙宏观世界来说是基本合理的，整个宇宙存在永恒的循环，而各种物体也存在暂时的小循环。这种循环是以阴阳象数的对立转化为基础的，包含着不断变化、"革故鼎新"的进步思想。

第六节 《周易》对中医的影响

《四库全书总目提要》："《易》道广大，无所不包，旁及天文、地理、乐律、兵法、韵学、算术，以逮方外之炉火，皆可援《易》以为说。"《周易》深刻影响了中华民族的方方面面，必然也对中华优秀传统文化重要组成部分之一的——中医产生深刻的影响。一般认为《周易》对中医的影响有两次高潮，一次是先秦两汉时期对《黄帝内经》的影响，另一次是以宋代理学为代表的易学创新对金元、明、清时期中医学的影响。下面通过四个实例来分析宋以后易学思想对中医的影响。

一、《周易》先后天学说对中医学的影响

先天、后天词语最早出现于《周易》，《周易·乾·文言》："先天而天弗违，后

天而奉天时，天且弗违，而况于人乎？况于鬼神乎？"此时的先天、后天是指先或后于天时，先于天时而天没有违背人意，后于天时而人尊奉天时。朱熹从"理"或者"道"的角度对这句话重新阐释，《朱文公易说》："大人无私以道为体，曾何彼此先后之可言哉！先天不违谓意之所为默与道契；后天奉天，谓知理如是奉而行之。"朱熹的论述突出道或者理作为世间最高准则，掌握道理的人所作所为均默与理合。此时的先后天观念与现在的认识不同。

唐代象数学派传至宋代，演变为以各种图式解释《周易》的现象，其中尤其以河图、洛书最为著名，称之为图书之学。图书之学的传承，《宋史·朱震》："陈抟以先天图传种放，放传穆修，穆修传李之才，之才传邵雍。"一般认为，陈抟传先天图于邵雍，传河图洛书于刘牧，传太极图于周敦颐。

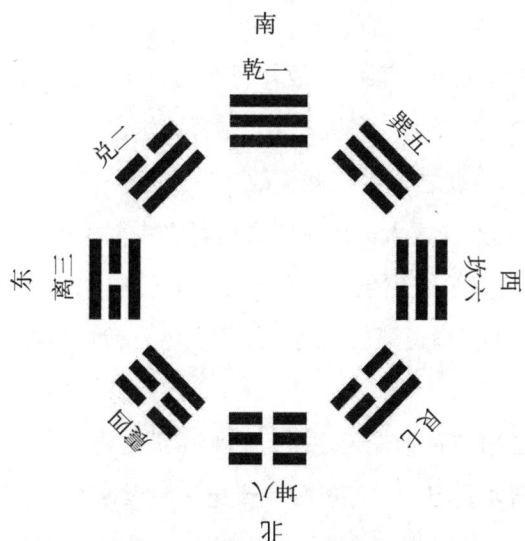

图 2-2　伏羲先天八卦方位图

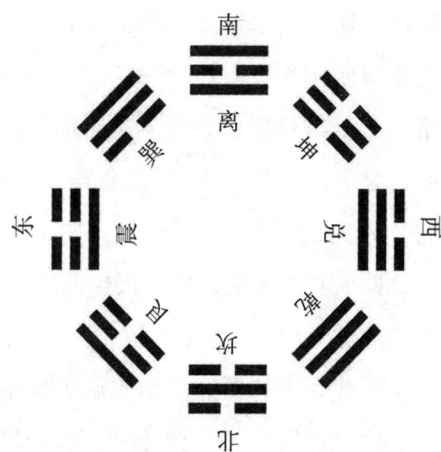

图 2-3　文王八卦方位图

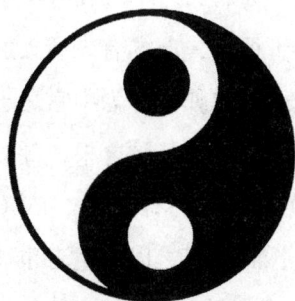

图 2-4　太极图

邵雍认为，以乾坤坎离为四正卦的图式由伏羲氏所画，为先天图；包含卦爻辞者乃周文王之易，是伏羲易的推演，称为后天学。先天图非人力所为，是自然存在的，称之为先天。周文王依人用所推导出的卦序称为后天。邵雍的先天学所研究的是天地自然，后天学所研究的是人道名教。清代王夫之《思问录外篇》评价道："先天、后天之说始于玄家，以天地生物之气为先天，以水火土谷之滋所生之气为后天，故有后天气接先天气之说。"

宋代易学先后天学说引用到中医学中，在明清时期发展成为命门学说。命门出自《黄帝内经》，本指眼睛或睛明穴，如《灵枢·根结》："太阳根于至阴，结于命门，命门者目也。"徐灵胎《医贯砭》云："今日所指命门，皆以目焉。目为五脏六腑之精气所注，故曰命门。"可见在《黄帝内经》时代，命门概念是具体的。《难经·三十六难》云："肾两者，非皆肾也。其左者为肾，右者为命门。命门者，诸精神之所舍，原气之所系也；男子以藏精，女子以系胞。故知肾有二也。"之后刘完素以阴阳水火看待肾命，《素问病机气宜保命集·病机论》："左肾属水，男子藏精，女子以系胞；右肾属火，游行三焦，兴衰之道由于此，故七节之傍，中有小心，是言命门相火也。"张介宾认为命门是人身之太极，命门居两肾之中而不偏于右，为先天后天"立命之门户"，《类经附翼·三焦包络命门辨》："命门居二肾之中，即人身之太极，由太极生两仪，而水火具焉，消长系焉。故为受生之初，为性命之本。"

明代李中梓参照易学先后天学说，提出"肾为先天之本，脾为后天之本"，如《删补颐生微论·先天论》："生始为何？肾水是已。"《删补颐生微论·后天论》："母腹乍离，便知食饮，不学而能，洵天德也。其脏脾，其腑胃，水谷从而腐熟，他脏赖以灌输，配位则坤。"应《周易》天一生水之理，以肾水为先天之本；以脾至阴之脏，灌输周身，配位为坤，而为后天之本。在《医宗必读·肾为先天本脾为后天本论》中有"故善为医者，必责根本，而本有先后天之辨。先天之本在肾，肾应北方之水，水为天一之源。后天之本在脾，脾为中宫之土，土为万物之母。""未有此身，先有两肾。故肾为脏腑之本，十二经脉之根，呼吸之本，三焦之源，而人资之以为始者也。故曰先天之本在肾"，"一有此身，必资谷气。谷入于胃，洒陈于六腑而气至，和调于五脏而血生，而人资之以为生者也。故曰后天之本在脾。"同时，李中梓对于宋代开始的脾肾之争从水土的角度，认为"独主脾肾者，水为万物之元，土为万物之母，二脏安和，一身皆治，百疾不生"，体现脾肾双补的治疗特色。

二、水火阴阳学说

北宋周敦颐著《太极图说》有"无极而太极。太极动而生阳，动极而静，静极而生阴，静极复动。一动一静，互为其根。分阴分阳，两仪立焉。"其中"太极动而生阳"，"静极而生阴"提出以动、静分阴、阳，对金元医家特别是朱丹溪的医学主张影响很大。

朱震亨，字彦修，后人尊称其为丹溪翁。朱丹溪为朱熹徒孙，是金元时期理学家，他将阴阳动静观引入医学，形成著名的"阳有余而阴不足"学说。理学认为：动属阳，是绝对的；静属阴，是相对的。《格致余论》云："天主生物故恒于动，人有此生亦恒于动。"动静相对而言，理学家认为"静"有善、诚等特性，因而加以推崇；"动"有两重性，若动符合"道"，即动与道合，动就是善的；若因私欲而动，便是"妄动"，会产生不良后果，所以理学家提倡君子慎动。朱丹溪从《黄帝内经》理论出发，认为人身之中由火而生动，人身之动是由相火作用的，若相火之动合于道，则"人非此火不能有生"，"相火惟有裨补造化，以为生生不息之运用耳"。若相火之动不合于道，即理学家所崇尚的行为准则，那么就会形成相火妄动，导致疾病，传曰："吉凶悔吝生乎动，故人之疾病亦生于动，其动之极也，病而死矣。"

北宋哲学家邵雍作《渔樵问答》，以渔夫与樵夫相互问答的形式阐述阴阳水火的道理。其中"火之性，能迎而不能随，故灭。水之体，能随而不能迎，故热。是故有温泉而无寒火，相息之谓也。"提出火之性多表现为对抗而不相容，即"能迎而不能随"；水之性多表现为包容而不对抗，即"能随而不能迎"，说出水火之性。从体用上来看，"火以用为本，以体为末，故动；水以体为本，以用为末，故静"，火动而水静，这对于尊崇道家的金元医家刘完素而言，提出了"水善火恶"学说。在《素问玄机原病式·火类》："夫水数一，道近而善；火数二，道远而恶。水者，内清明而外不彰，器之方员，物之气味，五臭五色，从而不违，静顺信平，润下而善利万物，涤洗浊秽以为清静，故上善若水。水火相反，则下愚如火也。火者，外明耀而内烦浊，燔炳万物，为赤为热，为苦为焦，以从其己，躁乱参差，炎上而烈，害万物，熏燎鲜明，以为昏昧。"刘完素依据《周易》，从道家的观点出发阐述水火，尊水而抑火，在病机学说中提出"六气皆可化火"，"五志过极皆可化火"学说，崇阴抑阳，在中医学术体系中有深刻影响。明代李中梓《医宗必读·水火阴阳论》指出："天地造化之机，水火而已矣"，"火性炎上，故宜使之下；水性就下，故宜使之上。水上火下，名之曰交。交则为既济，不交则为未济。交者生之象，不交者死之象。"以《周易》卦象谈中医阴阳水火，为后世水火升降学说影响较大。

三、河图洛书与药类法象

太极分阴阳，阴阳分四象，四象成八卦，四象、八卦都是阴阳的不同划分层次。河图、洛书在八卦的基础上将时间、方位和数统一为一体，又增加了中央"五"数，从四象四分法演变为五分法，这种阴阳的划分方法可以与五行紧密结合，又可与《黄帝内经》中已有的五季、五方、五气、五化、五脏、五志、五色、五味等概念融合。

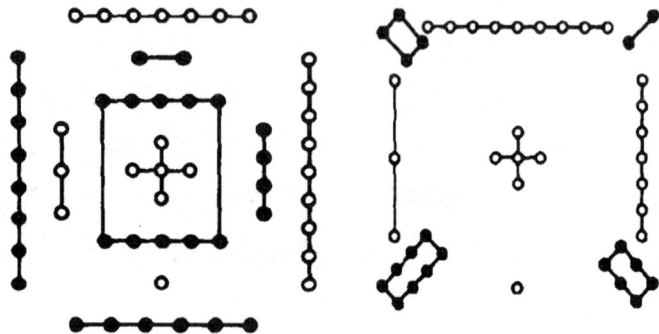

图 2-5   河图、洛书

金元医家张元素在《周易》《黄帝内经》学说的基础上，精研药性理论，创立了"药类法相"学说。张元素依据《周易》四象、《黄帝内经》阴阳四分法，将药物分为阳中之阳、阳中之阴、阴中之阳、阴中之阴四类，衍生出："味为阴，味厚为纯阴，味薄为阴中之阳；气为阳，气厚为纯阳，气薄为阳中之阴。又曰，味厚则泄，味薄则通；气厚则发热，气薄则发泄。"这是将药物气味分阴阳，从阴阳化四象的角度对中药分类，这种分类法在于强调药物升降浮沉之性。以气味厚薄法为基础，又将一百多种药物分为风升生、热浮长、湿化成、燥降收、寒沉藏五类，对应五季、五方、五气、五化、五脏等。

```
桂枝之甘              白虎之甘
  附子                茯苓
阳中之阳            阳中之阴
  心                  肺
  之                  之
  厚                  薄
  者                  者
        夏至阴生
        卯      酉
        冬至阳生
        味      味
        之      之
        薄      薄
        者      者
  肝                  肾
阴中之阳            阴中之阴
 麻黄               大黄
柴胡之甘            调胃之甘
```

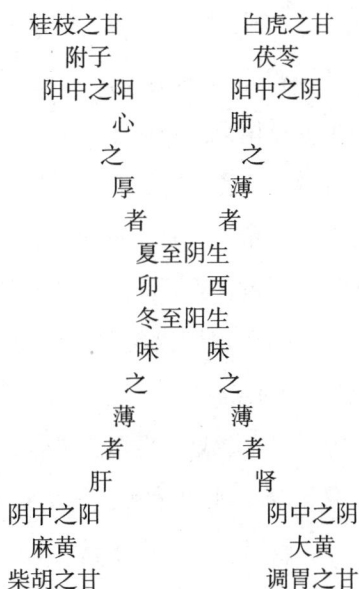

图 2-6　气味厚薄寒热阴阳升降之图

四、《周易》与中医方剂

易学原理，不仅可用在解释人体生理、病理、诊治等方面，而且也可用在遣方用药方面。如三才封髓丹、交泰丸、清震汤等方药的组方用药原则，均体现了易学原理在中医的运用。

1. 三才封髓丹

三才封髓丹出自《卫生宝鉴》，以《周易》"三才"取其名，《周易·系辞下》："有天道焉，有地道焉，有人道焉，兼三才而两之，故六。六者非它也，三才之道也。"方中内含天门冬（天）、熟地黄（地）、人参（人）、黄柏、砂仁、甘草、肉苁蓉，以天门冬补肺生水，取天与上焦对应之义；熟地黄补肾滋阴，取地与下焦对应之义；人参补脾益气，取人与中焦对应之义。《医方集解》："以药有天地人之名，而补亦在上中下之分，使天地位育，参赞居中，故曰三才也。"其功用泻火坚阴，固精封髓，故名三才封髓丹，主治阴虚火旺，脾胃虚弱之梦遗失精，头晕心悸，精神疲倦，纳谷不香，四肢乏力等症。

2. 交泰丸

"交泰"一语来自《周易》之泰卦。《周易·泰卦》之象传说："天地交而万物通也。"卦画乾下坤上。乾为天，属阳，坤为地，属阴，天阳上升，地阴下降，天地相通，万物乃成。

在《周易》"天地交泰"影响下，中医有"阴阳相交""心肾相交"的理论，认为代表人身之阴阳水火的心肾也应相交。心居上，属阳，属火；肾居下，属阴，属水。就阴阳水火升降理论而言，在上者宜降，在下者宜升。故心火下降于肾，使肾水不寒；肾水上济于心，使心火不亢。只有心肾相交，人体才能保持健康，心肾不交就会发生以失眠为代表的一类病证。《辨证录》："夫心肾之所以不交者，心过于热，而肾过于寒也。心原属火，过于热则火炎于上，而不能下交于肾；肾原属水，过于寒则水沉于下，而不能上交于心矣。"

交泰丸首见《四科简效方》。原文载："生川连五钱，肉桂心五分，研细，白蜜丸，空心淡盐汤饮下。治心肾不交，怔忡无寐，名交泰丸。"黄连苦寒，以清降心火而下交肾水；肉桂辛热入肾，以温升肾水而上济心火。此方和调阴阳，能使心肾水火阴阳二气相交，可治心肾不交之证，故名交泰丸，正如《本草新编》："黄连、肉桂寒热实相反，似乎不可并用，而实有并用而成功者。盖黄连入心，肉桂入肾也"，"黄连与肉桂同用，则心肾交于顷刻，又何梦之不安乎！"

3. 清震汤

清震汤，方出《卫生宝鉴》，中有升麻、苍术、荷叶三味，用治雷头风，头面疙瘩肿痛，憎寒壮热，状如伤寒之症。震卦（☳），位在东方，象征雷震。方中荷叶清香而有仰盂之象，所治病名为雷头风，故命名作清震汤。《医方集解》对清震之名解释说："荷叶色清气香，形仰象震，能助胃中清阳上行。"震卦形似仰盂，代表雷，此是依类象形而治之。《审视瑶函》中亦有方名为清震汤，其组成与上方不同。方由升麻、赤芍、甘草、荆芥穗、葛根、薄荷、黄芩、荷叶、苍术等药组成，亦用于治疗雷头风。虽方药组成与《卫生宝鉴》同名方不同，但其命名含义与此相类。

第三章 儒家文化与中医学 ▷▷▷

　　儒家文化是以儒家思想为指导的文化流派。儒家学说为春秋时期孔子所创，倡导血亲人伦、现世事功、修身存养、道德理性，其中心思想是恕、忠、孝、悌、勇、仁、义、礼、智、信，其核心是"仁"。儒家学说经历代统治者的推崇，以及孔子后学的发展和传承，使其对中国文化的发展起了决定性的作用，在中国文化的深层观念中，无不刻着儒家思想的烙印。

第一节 儒家文化的渊源与流变

　　在诸子百家中，儒家是最早提出自己主张的，后被统治者采纳，形成官学，对中国文化形成了深远的影响。儒家思想发展有三个时期：以伦理亲情为纽带的先秦儒学，以阴阳五行为框架的汉代经学，以心性本体为核心的宋明理学。

一、先秦儒学（先秦时期）

　　对于儒学的兴起，据《汉书·艺文志》记载："儒家者流，盖出于司徒之官，助人君顺阴阳、明教化者也。游文于六经之中，留意于仁义之际，祖述尧舜，宪章文武，宗师仲尼，以重其言，于道最为高。"近代学者章太炎赞同这一观点。但胡适却持相反意见，他赞同《淮南子·要略》中诸子出于"应世之急"的说法，由此提出了儒家是由殷商遗民中的术士转化而来的观点。

　　儒家是春秋时期百家争鸣中出现的一个重要学派，其创立者是伟大的思想家、教育家孔子，后来由思想家、文学家孟子加以发展。儒家思想的核心是"仁"。孔子在政治上主张恢复西周的礼制，在教育上创办私学，提倡有教无类，注重因材施教，讲究"不愤不启，不悱不发"；孟子主张君王应行仁政，这样才能使天下归心。

儒家思想在春秋战国时期受到许多统治者的尊重，但在当时动荡的社会形势下，诸侯之间各为己利而崇尚武力，儒家的德政很难得以施行。汉代以后，儒家思想被尊为封建社会的正统思想。

二、汉代经学（秦汉时期）

秦代是儒家学说发展的劫难时期。秦代是以法为教、以吏为师的朝代，焚书坑儒是其政治手段。秦始皇焚书坑儒后，加之汉字尚处于雏形，不具备准确表达的功能，正统的儒家思想已基本消失。

汉代在汉武帝之前以道家思想作为正统思想。随着秦朝的灭亡，儒家思想在经历了一场浩劫之后，又重新活跃起来，儒学开始以经学形式确立。

汉武帝时，经济发展，"王者功成作乐，治定制礼"，而儒家正长于"制礼作乐"，因此被汉统治者重视，地位扶摇直上，很快成为封建正规思想，由一家之子学上升为独尊的官学。大一统的封建统治需要大一统的文化，大一统的思想文化需要大师来引导，于是董仲舒被称为"独尊儒术"的第一人。董仲舒一方面把儒家学说外化，与当时政治合一；同时为天人合一理论寻求依据，使其从理论上更加成熟。

两汉经学较之先秦儒学的天人合一思想，增添了新的内容，即神学目的论的天人感应理论，满足了汉朝统治者的大一统需要，具有浓厚的神秘主义色彩，西汉末期至东汉初期，这种学说与谶纬之学结合起来，形成了"谶纬神学"。

三、宋明理学（儒家哲学思想体系的分支）

宋明理学，即为两宋至明代的儒学。汉儒治经重名物训诂，至宋儒则以阐释义理、兼谈性命为主，因有此称。宋明理学亦称"道学"，是一种既贯通宇宙自然（道教）和人生命运（佛教），又继承孔孟正宗（根本），并能治理国家（目的）的新儒学，是宋明时代占主导地位的儒家哲学思想体系。虽然是儒学，但同时借鉴了道家、玄学及佛学的思想。

宋明理学大致分为程朱理学和陆王心学两个阶段："程朱理学"的核心是"天理说"和"格物致知论"；"陆王心学"是理学发展的新阶段，其核心是"心即理""心外无物"，即便是"知行合一"说，也是强调知和行都产生于心。程朱理学在南宋以后成为长期居于统治地位的官方哲学，陆王心学在明中期以后得到广泛传播。

宋明时期儒学呈现出是儒、释、道三教长期争论和融合的发展过程，也是春秋战国和汉代这一历史时期所形成的儒学在新的历史条件下的思想体系的完善过程。它以程朱理学和陆王心学的形态呈现出来，对中国社会政治、文化教育以及伦理道德都产生了深远影响。

第二节　儒家文化的基本精神

儒家文化是中华民族的宝贵遗产，儒家文化的基本精神主要有九大核心，即仁、义、礼、智、信、恕、忠、孝、悌。

一、仁

"仁"是儒家思想体系的理论核心，对后世影响亦甚深远。"仁"体现在教育思想和实践上是"有教无类"。春秋时期学在官府，孔子首开私学，弟子不问出身贵贱，资质敏钝，均可来受教。"仁"体现在政治上是强调"德治"。德治的基本精神是泛爱众和博施济众，孔子把"仁"引入"礼"中，变传统"礼治"为"德治"，但他并没有否定"礼治"，他的"德治"无疑是对"礼治"的继承和改造。"爱人"即为"仁"的实质和基本内容，而此种"爱人"又是"推己及人"，由"亲亲"而扩大到"泛众"。"仁"的主张是"仁者爱人"，这一主张要求统治阶级体察民情、反对苛政。孔子认为，要实现"爱人"，还要遵循"忠恕"之道，亦即"己所不欲，勿施于人"的要求。

二、义

"义"原指"宜"，即行为适合于"礼"。儒家以"义"作为评判人们的思想、行为的道德原则。

三、礼

"礼"指儒家的政治与伦理范畴。在长期的历史发展中，"礼"作为中国封建社会的道德规范和生活准则，对中华民族精神素质的培养起到了重要作用。随着社会的变革和发展，"礼"不断被赋予新的内容，不断发生着改变和调整。

四、智

"智"同"知"，是儒家的认识论和伦理学的基本范畴。"智"指知道、了解、见解、知识、聪明、智慧等。其内涵主要涉及"智"的性质、来源、内容及效果等方面。

五、信

"信"指待人处事的诚实不欺、言行一致的态度，为儒家的"五常"之一。儒家文化将"信"作为"仁"的重要体现，认为是贤者必备的品德。在言论和行为上做到真实无妄，才能取得他人的信任。

六、恕

"恕"包含有宽恕、容人之意。推己及人，己所不欲，勿施于人，不计较别人的过错。

七、忠

"忠"在儒家文化中是立身准则，待人接物的应有范畴。尽忠国家，尽己为人，各安其位，各自遵从自己的礼。

八、孝

儒家文化认为孝悌是仁的基础，"孝"不仅仅局限于对父母的赡养，而更着重对父母和长辈的尊重，还认为父母可能有过失，儿女应该婉言规劝，力求其改正。孝观念所提倡的子女对父母的"尊""敬""养老"，将孝亲与忠于民族大义相结合，这些思想正是中国古代道德文明的体现。

九、悌

"悌"即悌敬，指友爱兄弟，敬爱兄长。孔子非常重视"悌"的品德，其弟子又根据他的思想，将悌与孝并称"为仁之本""仁体"。

第三节　儒家文化对中医学的影响

一、施行仁术与传统医学伦理

（一）儒家"仁"的核心内容

"仁"的观念是儒家文化的核心内容，是儒家最高的道德标准。首先指爱自己的亲人，以孝悌为仁之本；继而以忠恕之道将这种血缘关系推广到社会上所有人，即为"爱人"，泛爱众人。以仁爱之心治理朝政，则可以平天下。故所谓施行仁政，实是儒家修齐治平的完美结合；而其仁的内涵包括人格意识、人类意识、人为贵意识、人和意识。

儒家"仁"的内容包含了义、礼、孝、信等各方面，既重视个人修养，亦重视社会道德责任感。其中，仁与义的关系最为密切，但又有所区别。仁施于他人，义约束自己，最根本的是正人先正己。

（二）"仁"德治病的指导思想与宗旨

《论语·述而》："子之所慎，斋，战，疾。"珍视生命，是儒家仁德与孝行的根本体现。故清代袁枚在《小仓山房文集·与薛寿鱼书》中指出："夫学在躬行，不在讲也。圣学莫如仁，（薛一瓢）先生能以术仁其民，使无夭札，是即孔子老安少怀之学也"。袁枚还认为："医之为艺，尤非易言，神农始之，黄帝昌之，周公使冢宰领之，其道通于神圣。"袁枚视医术为儒家"仁"学的具体实践，将医术提高到与"仁"学同等的地位，充分体现了医儒两家的人本思想。

1. 援物比类、循循善诱的行仁之方

清代汪昂在《医方集解·序》中指出："孔子曰，'能近取譬，可谓仁之方也已。'夫仁为心性之学，尚不可以无方，况于百家众艺，可以无方而能善此乎？诸艺之中，医为尤重，以其为生人之司命，而圣人之所必慎者也。"历代高明医家也无不以施仁广济而自励，努力探索医学渊源与发展，并援物比类，给后世留下循循善诱的行仁之方与方书。

2. 重视生命、细致入微的人本思想

《黄帝内经》提出："天覆地载，万物悉备，莫贵于人。"在《素问·方盛衰论》中提出"不失人情"，明末医家李中梓在《医宗必读·不失人情论》中加以发挥："大约人情之类有三，一曰病人之情，二曰旁人之情，三曰医人之情"。并认为："圣人以不失人情为戒，欲令学者思之慎之，勿为陋习所中耳。"从历代方书可见，高明医家往往具备细致入微的人本思想，对生命和患者都极其珍重。

3. 严于律己、遵守礼教的端正品行

唐代孙思邈在《备急千金要方·大医精诚》中提出："夫大医之体，欲得澄神内视，望之俨然，宽裕汪汪，不皎不昧。省病诊疾，至意深心；详察形候，纤毫勿失；处判针药，无得参差。虽曰病宜速救，要须临事不惑，唯当审谛覃思，不得于性命之上，率尔自逞俊快，邀射名誉，甚不仁矣。又到病家，纵绮罗满目，勿左右顾眄；丝竹凑耳，无得似有所娱；珍馐迭荐，食如无味；醽醁兼陈，看有若无。所以尔者，夫一人向隅，满堂不乐，而况病人苦楚，不离斯须。而医者安然欢娱，傲然自得，兹乃人神之所共耻，至人之所不为。斯盖医之本意也。"可见古代高明医家遵守礼教，严于律己，具备非礼勿视、非礼勿为的端正品行，并倡导尽心尽职，把拯救生命作为己任的基本思想。

4. 重视医德、恪尽职守的忠恕之道

孙思邈在《备急千金要方·大医精诚》中还提出了医德的标准与具体内容：慈悲为怀，急病人之所急；思想纯正，不贪图钱财；严肃认真，不随意调笑；谦虚为上，不炫耀功名；以己度人，行儒家忠恕之道。这正是儒家仁爱思想与医家慈悲心怀的有机结合。古有"不为良相，则为良医"之说，严于己职的医家往往以之自励，将施行仁术治病救人视如施行仁政治理国家一般，充分体现了一种社会道德责任感。明代李时珍在《本草纲目》的序中提出："夫医之为道，君子用之以卫生，而推之以济世，故称仁术。"可见，在仁爱生民、推己及人、行忠恕之道这一点上，医儒两家形成共识。

（三）济世"仁"术的实践

医家把治病、救人、济世的技能，视为仁术，体现在诸多方面。

1. 精练医术、勤奋著书立说的强烈社会责任感

医圣张仲景撰写《伤寒杂病论》，李时珍著《本草纲目》等，他们对民众的疾苦忧心如焚，认为事关人命，不可等闲视之。其苦心孤诣不仅见载于医书，也体现在他们的医疗实践之中。

2. 博施广济、推仁于众的医药技术

《医史·东垣老人传》记载著名医家李东垣的事迹："彼中民感时行疫疠，俗呼为大头天行，医工遍阅方书，无与对证者，出己见，妄下之，不效，复下之，比比至死医家不以为过，病家不以为非。君独恻然於心，废寝食，循流讨源，察标求本，制一方，与服之，乃效。特寿之於木，刻揭于耳目聚集之地，用之者无不效；时以为仙人所传，而鋈之于石碣。"这个事迹展示了高明医家不求报酬、不谋名利、急民之苦的高尚品行；更为突出的是，体现了与医德并行的高明而精湛的医术，即仁之术。

3. 仁圣工巧、小大方圆的行医规范

《旧唐书·孙思邈传》中记载，"良医导之以药石，救之以针剂，圣人和之以至德，辅之以人事，故形体有可愈之疾，天地有可消之灾。又曰：胆欲大而心欲小，智欲圆而行欲方。《诗》曰：'如临深渊，如履薄冰'，谓小心也；'赳赳武夫，公侯干城'，谓大胆也。'不为利回，不为义疚'，行之方也；'见机而作，不俟终日'，智之圆也。"故医家不仅要"仁圣工巧全其用"，而且要"小大方圆全其才"，意即除了望闻问切四诊并用，还要谨慎小心，胆大智圆，行为方正，集医德医技之众长。充分体现了传统医学重视人本、重视心理及其自然与社会的天人合一的模式。

4. 重视道统、传承尽职的人才意识

《素问·金匮真言论》中提出："非其人勿教，非其真勿授。"如《医史·东垣老人传》记载，金元四大家之一李东垣，为寻求传道医人继承发扬中医学，自出资金培养罗天益为其医学的传承人。这体现了在仁德精神的倡导下，具有高度社会责任感的高明医家，以弘扬医学为己任，十分重视医道的传承。

二、中庸之道与中医学体系

（一）中庸之道

儒家学说具有博大精深的体系，中庸思想是其中的一个非常适宜而完整的基础，并体现了儒家的政治哲学思想及待人处世原则。中庸思想为孔子建立以"仁"为核心的思想体系提供了方法论，其自身又体现了一种清醒、现实的理性精神和态度。

1. 中庸概念的产生

《论语·尧曰》记载：古代圣王尧临终前，欲将帝位传于舜，告诉他统治臣民的四字秘诀，即"允执厥中"。后来舜又将帝位传于禹，也授此四字秘诀。所谓"允执厥中"，是指言行不偏不倚，符合中正之道。

《礼记·中庸》引孔子的话："执其两端，用其中于民"。即对百姓既不能过分残暴，也不可宽厚无制，如此才能够维护奴隶社会和封建社会的统治秩序。《论语·雍也》指出："中庸之为德，其至矣乎！"孔子把"中庸"作为最高的道德标准与境界，并予以系统发挥。"中"指不偏不倚；"庸"有两义，即"用"与"常"。中庸即用中，以中为常道。孔子承认事物中对立"两端"的客观存在，但主张采取调和之法，以防止斗争激化和矛盾转化。

2. 中庸的内涵与具体运用

"中庸""中和"是儒家"道统"的重要内容。《论语·学而》指出："礼之用，和为贵"。把"和"作为处理社会矛盾的最高政治伦理准则。后代，儒家学者对"中庸"反复阐述和发挥，使中庸或中和成为儒家认识世界、对待人生的基本价值观念。《礼记·中庸》："喜怒哀乐之未发，谓之中；发而皆中节，谓之和。中也者，天下之大本也；和也者，天下之大道也。致中和，天地位焉，万物育焉。"意即"中"是天下万物根本的价值标准，"和"是天下共行的大道。人们如果能把中和的道理推而广之，那么，天地万物都能各得其所，各遂其生了。唐宋诸儒有所谓"道统"说，认为有一个"道"，从尧舜传到孔子，其主要内容就是"中"与"和"。

综观历代儒者有关中庸的言论，可知其基本含义不外乎三个方面：用中、中和、平常。

第一，用中。"庸"即用，"中庸"即用中。不偏不倚，反对偏向一极或一端，既不可太过，也不应不及，而必须"允执其中"，以中为常道。自高自大的"狂者"和谨厚有余的"狷者"均不足取。这种态度既有别于法家的用强，也不同于道家的用弱，而是唯中是用，亦即"执其两端，用其中于民"。

第二，中和。"中和"是方法与境界的统一。所谓"和"就是协调、和谐。《左传·昭公二十年》记载晏婴和昭公的一段对话，晏婴用非常形象的比喻解释"和"之法："宰夫和之，齐之以味，济其不及，以泄其过。"晏婴认为"和如羹也"。羹汤的制作要用到水、火、醯（醋）、醢（肉酱）、盐梅、鱼肉等原料，厨师只有把各种原料适度调配，以一定的比例烹饪，才能使羹的味道恰到好处，不酸不咸，鲜美可口。其中无论何种原料的过多或缺少都会导致羹味失和，故必须把每种原料都调节到最适中的比例上。由此可知，"和"有两层意思：其一是调和，具有手段和方法论的意义，即以不同的因素或对立的两端适度配合，使之比例恰当，如同厨师烹调羹汤；其二是和谐，是一种比"和"的手段更高深、宽广的和谐机制与境界，即协调、和合、均衡、统一的状态，就如做好的羹汤。

《礼记·中庸》认为，"中和"是世界万物存在的一种理想状态。就人的行为而言，从容而不迫，不急不缓，使急与缓和而为一；就人的情感而论，使喜怒哀乐内在调和、统一，即使外发，也都能"中节"，即不过；就天地自然而言，天地阴阳之气，相互调和，孕育万物。所以，"中"为"天下之大本"，"和"为"天下之达道"，"致中和"即为天地运行的基本趋势。

第三，平常。朱熹在《中庸章句》的解题中说："庸，平常也。"又引程子之言曰："中者，天下之正道；庸者，天下之定理"。在此，朱熹既认为中庸就是平常之道，又认为它是天下的正道和定理，把中庸的两种属性统一起来了。与《中庸》所谓"道也者，不可须臾离也，可离非道也"的意思是一致的。即把中庸看作是无所不在、无时不有的普遍大道。而只有平常之道，才具有普遍性，所以不可把中庸看得高不可攀。这一看法与庄子所谓"道"在蝼蚁、稊稗、瓦甓、屎溺，即"无所不在"的观点是一致的。

（二）中庸思想对中医学的影响

用中、中和、平常即为中庸的具体含义，而特别是用中与中和两方面，对中医药学的影响较大。

古代医家和儒者往往以国喻身，或以身喻国。春秋末年的医和首创此喻"上医医国，其次疾人，固医官也"。他认为治身犹治国，能治身即能治国，将身与国进行类比。《黄帝内经》则是把人一身喻作一国。《素问·灵兰秘典论》云："心者，君主之官也，神明出焉。肺者，相傅之官，治节出焉。肝者，将军之官，谋虑出焉。胆者，中正之官，决断出焉。膻中者，臣使之官，喜乐出焉。脾胃者，仓廪之官，五味出焉。大肠者，传道之官，变化出焉。小肠者，受盛之官，化物出焉。肾者，作强之官，伎巧出焉。三焦者，决渎之官，水道出焉。膀胱者，州都之官，津液藏焉，气化则能出矣。"照此说法，人身各器官俨然是朝廷的官吏系统。这一思想影响深远。

1.“中和”是国与身的最佳状态

儒者和儒医认为，国、身的各个方面、诸多因素相互“中和”或“和”（即调和）才是最佳状态。体现于人体，则为“阴平阳秘”“内外调和”。

2.“执中”是治国治身的基本原则

如何才能达到和保持国与身的“中和”状态呢？儒者与医者的具体方法虽不同且名目繁多，但基本原则却是相同的，即“执中”。如《黄帝内经》中调和阴阳、以平为期的基本治则，无疑与儒家的“执中”“用中”思想是相一致的。表明儒家中庸之道是医家这一治则的思想渊源。《黄帝内经》中的“以平为期”思想也应当有儒、道两方面来源，不可只承认一个而否认另一个来源。后世医家防病愈疾的具体方法虽多，但几乎无不遵循调和、执中这一基本法则，体现了中庸之道。

（三）中庸思想在中医学中的应用

1. 中庸思想在中医生理学中的反映

众所周知，阴阳学说是我国古代的哲学理论，具有朴素的唯物论和自发的辩证法思想，它贯穿于中医学理论体系的各个方面，而在阴阳学说之中又充满了“中庸”“和”的思想。因此，“中庸”“和”的思想也贯穿于中医学理论体系的各个方面。中医生理学认为，人体的阴阳之间既有对立、消长的关系，又有依存、转化的关系。在这一系列复杂的生理活动过程中，保持“阴平阳秘”是重要的条件。对人体来说也就能维持正常的生命活动。如《素问·生气通天论》说：“阴平阳秘，精神乃治。”《素问·调经论》也有“阴阳匀平，以充其形，九候若一，命曰平人”。反之，如果人体的阴或阳出现了太过或不及，阴阳失调，便属于病理状态。

2. 中庸思想在中医病因学中的反映

从病因学方面看，中医学所反映的失中为病的思想是非常明显的，特别是在《黄帝内经》中的反映尤为突出。《黄帝内经》对病因致病特点的认识大致有时气失常、情志过激、饮食失节、劳逸失度等方面，这些均属失中的体现。

时气失常，指时令气候变化超出了人体适应调节能力，或时令气候变化虽不剧烈，但人体的调节能力因某些原因下降，不能与时令气候变化相适应，从而导致疾病发生。如《素问·六节藏象论》所言：“未至而至，此谓太过，则薄所不胜，而乘所胜也，命曰气淫，不分邪僻内生，工不能禁；至而不至，此谓不及，则所胜妄行，而所生受病，所不胜薄之也，命曰气迫。"

情志过激为病，即精神因素致病。《黄帝内经》根据人体的情志变化，概括为喜、怒、忧、思、悲、恐、惊七种，称为"七情"。如《灵枢·口问》说："大惊卒恐，则血气分离，阴阳破败，经络厥绝，脉道不通，阴阳相逆，卫气稽留，经脉虚空，血气不次，乃失其常。"因此，七情太过也是人体重要的致病因素之一。七情致病，主要出现脏腑气机失常，气血运行逆乱所致的病证。如《素问·举痛论》说："怒则气上，喜则气缓，悲则气消，恐则气下，寒则气收，炅则气泄，惊则气乱，劳则气耗，思则气结。"这里的上、下、缓、消、乱、结都是指情志过激，失于用中所致的气机失常。

饮食不节包括了饥饱失常、五味偏嗜和饮食不洁三方面。其中饥饱失常和五味偏嗜更明显是失中的体现。如《灵枢·五味》曰："谷不入，半日则气衰，一日则气少矣。"《素问·痹论》又有"饮食自倍，肠胃乃伤"之说。《素问·上古天真论》也批评"以酒为浆，以妄为常"的不良习惯。此外，中医学认为饮食五味能化生阴精，分别补养五脏，但如果五味偏嗜，又能损伤五脏。如《素问·生气通天论》说："阴之所生，本在五味；阴之五宫，伤在五味。"《素问·阴阳应象大论》也说："味伤形，气伤精，精化为气，气伤于味。"五味分别入五脏以养五脏之气，如偏嗜某味过久，则易使五脏之气偏胜偏衰而发病，此即《素问·至真要大论》所说："夫五味入胃，各归所喜，故酸先入肝，苦先入心，甘先入脾，辛先入肺，咸先入肾。久而增气，物化之常也；气增而久，夭之由也。"

过劳，包括形劳、心劳、房劳三方面的过度。形劳过度致病，如《素问·举痛论》说："劳则气耗""劳则喘息汗出，外内皆越，故气耗矣"。心劳过度是由思虑过度，暗耗心血，导致心神失常，如《灵枢·本神》所说："心怵惕思虑则伤神。"房劳过度，则易伤肾。

从病因学角度看，《黄帝内经》所反映出的失中致病的观点还有很多。尽管疾病发生的原因很复杂，但其关键都离不开"失中"这一环节。

3. 中庸思想在中医病理学中的反映

中庸、执中、适中既然是人体处于生理状态的前提，那么失中、失衡就是引起各种病理状态和病理过程的决定因素。由于阴阳是"八纲"的总纲，所以中医病理又主要表现为阴阳失调，失调的一般表现是阴阳的偏胜偏衰。《黄帝内经》就是用这种对立统一失其平衡造成阴阳偏胜偏衰的理论，来进一步解释寒、热、虚、实等病理变化的。阴和阳在正常情况下是处于阴平阳秘的状态。而在失常情况下，如果阴的一方偏胜，就会导致另一方阳的偏衰，出现阳不足的病变；反之，阳的一方面偏胜，也同样会导致另一方阴不足的病变。如果阴阳偏盛偏衰进一步发展，到了有阳无阴，或有阴无阳的地步，就会影响生命，出现《素问·生气通天论》所说"阴阳离决，精气乃绝"的危象甚至死亡。中医学就是用这种阴阳对立统一关系的失常即"失中"来解释疾病的病理变化的。

4. 中庸思想在中医治疗学中的反映

由于疾病的基本病理变化是阴阳失调，因此，中医治疗学主要就是根据这一"失中"的基本病理变化，来确定治疗原则，以调整阴阳的失调，即如《灵枢·邪客》所说："补其不足，泻其有余"，使之恢复阴平阳秘的状态。故《素问·至真要大论》说："谨察阴阳所在而调之，以平为期。"《医原》也认为："人之阴阳失，医燮理之。良相良医，总在调剂阴阳，使之两得其平焉已矣。"据此而确定的阴阳偏盛的治疗原则，有《素问·至真要大论》所说："寒者热之，热者寒之。"阴阳偏衰的治疗原则，有《素问·至真要大论》所说："诸寒之而热者取之阴，热之而寒者取之阳"。又如《素问·阴阳应象大论》所说，"形不足者，温之以气；精不足者，补之以味""因其衰而彰之""阳病治阴，阴病治阳""气虚宜掣引之"，以及"中满者，泻之于内""其实者，散而泻之""血实宜决之"等，也是分别针对失中所致虚实的病理所采用的补虚泻实的不同治疗原则或治法。

在选方用药方面，由于中药有四气（寒、热、温、凉）、五味（酸、苦、甘、辛、咸）、升降浮沉之分，在审因施治、补虚泻实时就要对中药予以适当的配伍，并按君、臣、佐、使组成不同的方剂，这与"和"的含义又相当吻合。在具体选方用药上，常以燥湿相济、寒热并用、升降互补等作为配伍原则，充分体现了《素问·汤液醪醴论》所论在调治过程中"平治于权衡"的特点。

在用药剂量方面，中医也非常强调"适中"，中病即止。《灵枢·五禁》的"补泻无过其度"，《素问·五常政大论》"无使过之，伤其正也"，这些无不体现了中医治疗学以"和"而求适中的中庸之道。

5. 中庸思想在中医养生学中的反映

关于养生的方法，历来有"以动养生"和"以静养生"两种说法。前者强调运动，后者强调入静。而中医养生学认为单纯强调动或静的一个方面是不妥当的，而是强调动静结合，动静相宜，动静适中。历代有成就的养生家都非常强调养生要"和于阴阳,调于四时",此即所谓以"和"养生。其理论早在先秦时期即得以确立,如《尚书·大禹谟》曾提出"厚生唯和",《周易·艮》:"时止则止,时行则行,动静不失其时,其道光明。"《管子·内业》:"凡人之生也,天出其精,地出其形,合此以为人。和乃生,不和不生。"孔子强调要有动有静,劳逸结合。荀子主张在"养备而动"的同时,也强调"万物各得其和以生,各得其养而成"。《中庸》则直接发挥了孔子的"中庸"思想,提出了"中和"。这一自然观又被历代养生家广泛地用来指导养生。如董仲舒在《春秋繁露·循天之道》中首先提出"能以中和养其身者,其寿极命"。《素问·上古天真论》所言:"上古之人,其知道者,法于阴阳,和于术数,食饮有节,起居有常,不妄作劳,故能形与神俱,而尽终其天年,度百岁乃去。"《三国志·华佗传》记载华佗主张"人体欲得劳动,但不当使极尔"。魏晋时的养生家嵇康在《养生论》中指出养生要"旷然无忧患,寂然无思虑,又守之以一,养之以和"。认为既要修性以保神,安心以全身,又要"呼吸吐纳服食养身"。宋代的蒲虔贯则总结了前人以"和"养生的理论,提出所谓"小劳术"养生法,在《保生要录》中认为:"养生者,形要小劳,无至大疲。故水流则清,滞则浊,养生之人,欲血脉常行,如水之流。坐不欲至倦,行不欲至劳,频行不已,然宜稍缓,即是小劳之术也。"清代养生家黄凯均在其《友渔斋医说·一览延龄》中也说:"前人多称人能静默必长寿,其理果然。有好动者,亦长寿。要知动静于人,不可勉强。喜静则静,喜动则动,动中思静,静中思动,皆人之情也。更如静中亦动,观书;动中亦静,垂钓。无论动静,总归于自然。心情开旷,则谓之养生也可。若心情不开旷,静亦不是,动亦不是。最静之人,食后亦宜散步,以舒调气血;好动之人,宜默坐片时,以凝形神。"其中所强调的就是要顺其自然,有动有静,劳逸结合,心情开朗。历代各派养生家把养生中动静合宜,劳逸适度,阴平阳秘,形神共养所形成的最佳境界,就称之为"和"。

总之,儒家的中庸思想渗透于中医的生理、病因、病理、治疗、养生等学说之中,体现了中国古代哲学对中医学的深远影响。中医学植根于中国传统文化之中,它与现代科学包括现代医学是在完全不同的文化土壤和社会背景中发展起来的,故中医学有其独特的理论体系,其理论特色具有典型的东方文化色彩。中医与现代科学分属于完全不同的范式,是典型的不可通约的理论框架。从各个视角和层面探讨和科学评价传统文化对中医药学的深远影响,将有利于促进中医药学的发展,通过扬长补短使中医理论更完善、更科学。

三、笃谨孝道与传统老年医学

（一）儒家孝文化

中国传统老年医学的发展源远流长，中国是世界上最早研究老年问题的国家之一。《礼记·曲礼上》讲："人生十年曰幼，二十曰弱，三十曰壮，四十曰强，五十曰艾，六十曰耆，七十曰老，八十、九十曰耄，百年曰期。"《灵枢·卫气失常》也有"人年五十以上为老"之说。可见，古人五十岁以上即被视为老年期，而传统医学对人体防老护养的开展也较早。

在中国传统医学史上，老年医学的某些特点，与注重老年自养而提倡子女护养、注重自幼防老而力求享尽天年、注重现实生活而着眼于日常起居、注重道德修养、强调养性防老等密切相关。这些均体现出儒家积极的入世态度和理性的探索精神。可以说，中国传统老年医学的形成和发展，更多是受儒家文化，特别是儒家孝文化影响的结果。

1. 传统所倡导"孝"的内涵与地位

第一，传统"孝"的内涵是指能够善待与敬顺父母。甲骨文中就出现了"孝"字，与"考""老"等字相通，可见孝与尊老敬长立意相同。《尔雅·释训》中对"孝"的解释为"善事父母为孝"。《说文解字》中的解释是："善事父母者，从老省、从子、子承老也。"《尚书·尧典》："克谐以孝。"《论语·学而》："弟子入则孝，出则悌。"因此可以说，孝字的注释义应该是子女对父母的善行和美德。这些文献记载体现了一种氏族社会遗风。春秋战国时期，儒家将这种氏族社会的古朴遗风纳入"礼"和"仁"的范畴。如《孟子·离娄上》："仁之实，事亲是也。"《左传·文公二年》："孝，礼之始也。"这样就形成了规范化的"孝道"，即从天子到庶人的一整套尽孝原则。

第二，传统所倡导的"孝"道在儒家思想与封建统治中占有重要地位。儒家经典《孝经》专门阐发了孝道旨义，《论语》中"孝"字就出现了十九次，可见"孝"道的重要地位。所谓"半部《论语》治天下"，说明了封建统治是以"孝"为本。而汉代董仲舒《春秋繁露·五行对》则将孝道纳入了五行范畴："忠臣之义，孝子之行取之土。土者，五行最贵者也，其义不可以加矣。五声莫贵于宫，五味莫美于甘，五色莫贵于黄，此谓孝者地之义也。"这样，传统孝道就成为天经地义的道德规范了。此后，"孝"道在长期的封建统治中，就一直占有重要地位。

2. 传统所倡导"孝"的特点

第一，"孝"是对父母有发自内心的孝敬情感。《论语·为政》："今之孝者，是谓能养。至于犬马，皆能有养，不敬，何以别乎？""有事，弟子服其劳；有酒食，先生馔"，而不出现"色难"之状。

第二，"孝"是对父母的赡养、丧葬、祭祀等礼制的严格遵守。《论语·为政》："生，事之以礼；死，葬之以礼，祭之以礼。"

第三，"孝"是继承、遵守祖先的遗志和事业。《论语·学而》："父在观其志，父没观其行，三年无改于父之道，可谓孝矣。"《论语·子张》："孟庄子之孝也，其他可能也；其不改父之臣与父之政，是难能也。"可见，继承父志，不改父道，是难能可贵的尽孝之道。

第四，居家为孝，出则为忠。《论语·学而》："其为人也孝悌，而好犯上者，鲜矣；不好犯上，而好作乱者，未之有也。君子务本，本立而道生。孝悌也者，其为仁之本与！"《论语·为政》："临之以庄，则敬；孝慈，则忠；举善而教不能，则勤。"又："《书》云，'孝乎惟孝，友于兄弟，施于有政'是亦为政。"

第五，推家及国，以孝治天下。《论语·学而》："弟子入则孝，出则悌，谨而信，泛爱众，而亲仁，行有余力，则以学文。"《孟子·梁惠王上》："老吾老以及人之老，幼吾幼以及人之幼。"

3. 倡导"孝"道的目的与效果

"孝"是修身、齐家、治国、平天下的根本要道。《孝经》中儒家之所以把"孝"放到了"天之经，地之义，德之本"的高度，其目的就在于效法明王"以孝治天下"。孔子、孟子都认为，尧舜时代的氏族部落首领的成功之道，就是讲究"孝悌"而已，只要推行孝悌之道于天下，就很少有人去"犯上作乱"；如果大家都能"亲其亲，长其长"，那么就能天下大治，太平无事了。正是基于传统封建的血缘关系，"孝"与"忠"水乳交融，互辅并行，使得封建统治社会在相当长的时期内，达到和谐与相对稳定的状态，也取得修身、齐家、治国、平天下的良好效果。

（二）儒家孝文化与传统老年医学的形成和发展

1. 尊老习俗促进了老年病医疗的发展

由于儒家对"孝"的倡导，在民间形成了尊老的习俗，医生也十分重视老年病防治。《史记·扁鹊仓公列传》记载：扁鹊行医，周游四方，路过周国，"闻周人爱老人，即为耳目痹医"。所谓"耳目痹医"就是治疗老年病的医生，因老人多易患耳、目及手足麻木诸病而得名。

《吕氏春秋·劝学》："先王之教，莫荣于孝，莫显于忠。"历史上出于孝心而有志于医道的仁人医士屡见不鲜。金元医家张从正所著《儒门事亲》的书名就反映了这一点。金元另一医家朱丹溪因为母亲患病等缘故，即放弃从事仕途的打算，而专心于医学的研究。元代戴良《九灵山房集·丹溪翁传》记载，"翁自幼好学，日记千言。稍长，从乡先生治经，为举子业。后闻许文懿公得朱子四传之学，讲道八华山，复往拜焉。益闻道德性命之说，宏深粹密，遂为专门。一日，文懿谓曰：'吾卧病久，非精于医者，不能以起之，子聪明异常人，其肯游艺于医乎？'翁以母病脾，于医亦粗习，及闻文懿之言，即慨然曰：'士苟精一艺，以推及物之仁，虽不仕于时，犹仕也。'乃悉焚弃向所习举子业，一于医致力焉。"朱丹溪所著《格致余论》的序中也提道："震亨三十岁时，因母之患脾痛，众工束手，由是有志于医。遂取《素问》读之，三年似有所得。又二年，母氏之疾以药而安。"朱丹溪经过多年的理论与实践研究，终成著名医家。可见，儒家孝文化对传统老年医学的形成和发展有着积极的促进作用。

2. 儒家孝道催生老年医学论著

倡导"为人子"者要了解医学知识，推动了老年医学论著的问世和普及。《礼记·曲礼下》："君有疾，饮药，臣先尝之；亲有疾，饮药，子先尝之。"但不懂医的人，只能试出毒性大小或有毒无毒，至于药物是否切中病情，并无从得知。故而"为人子者，不可不知医。"这种呼声促使老年养生保健、疗疾祛病的论著应运而生。《黄帝内经》是一部从医学角度系统地提出养生防老措施的医著，为后世传统老年医学的发展奠定了基础。唐代孙思邈《备急千金要方·养老大例》是我国最早阐述老年医疗的专论。宋代陈直的《养老奉亲书》是世界现存最早的一部老年保健医学专著。可见儒家孝道推动了老年医学论著的问世和普及，从而使人们更好地事奉双亲。

（三）儒学孝文化对传统老年医学影响的特点

1. 注重延嗣与享尽天年

古人重视孝亲养老，因而也重视后嗣的繁衍。子孙众多，是古人"奉先思孝"

的首要表现。由于父慈子孝、长爱幼敬，安逸而和谐的生活环境，古时多有长寿之人。《素问·上古天真论》有："上古之人，春秋皆度百岁，而动作不衰。"《尚书·洪范》以百二十岁为寿。魏晋嵇康《养生论》："或云上寿百二十，古今所同。"这与现代老年医学家的研究结果大致相同。可见中国传统医学对寿命的极限早有认识，而医、儒两家典籍里所谈到"天年"的观点也基本一致。

2. 注重自身保养与社会责任感

《孝经·开宗明义》昭示孝道："身体发肤，受之父母，不敢毁伤，孝之始也；立身行道，扬名于后世，以显父母，孝之终也。夫孝，始于事亲，中于事君，终于立身。"保养自身，健康而有为，也属于事亲范畴，并列之为孝之始，足见其重要性。《孟子·离娄上》讲："事，孰为大，事亲为大；守，孰为大，守身为大。不失其身而能事其亲者，吾闻之矣；失其身而能事其亲者，吾未之闻也。"如果自身不保，如何侍奉父母？故平时要重视身体调摄与生活节制。张仲景曾在《伤寒杂病论》原序中对不善养生防病者提出严厉批评："怪当今居世之士，曾不留神医药，精究方术，上以疗君亲之疾，下以救贫贱之厄，中以保身长全，以养其生。但竞逐荣势，企踵权豪，孜孜汲汲，惟名利是务；崇饰其末，忽弃其本，华其外而悴其内，皮之不存，毛将安附焉？"基于忠孝的观念，张仲景将医药养生升华到了个人修养与社会责任感的高度。

现存老年医学专著有宋代陈直《养老奉亲书》《寿亲养老新书》，明代徐春甫《老老余编》，清代曹庭栋《老老恒言》等，其论及养生之道时，也都体现出重视日常生活起居调摄的特点。

（四）传统敬老思想与养性防老

1. 修养与长寿

孔子认为，智士仁人长寿的共同点在于善于养性，注重道德修养。传统道德注重仁义礼智信的修养，而事亲尽孝，则是道德修养的根本。孟子说："吾善养吾浩然之气"，乃至于"富贵不能淫，贫贱不能移，威武不能屈"。这种天地之正气，大丈夫之气概，是一种宽广的胸襟、高尚的情怀，不仅于养生有益，而且为古今所称道。而传统的事亲尽孝、尊老养生思想，又给我们以深刻的启迪与思考。

注重道德修养，强调养性防老的意义在于通过积极的道德修养，主动适应客观环境，体现出一种积极的人生态度和入世精神。唐代孙思邈博通经史百家，少时因病学医，长期隐居，博采前贤众方，结合临床辨证，著成《备急千金要方》《千金翼方》各三十卷。他仁爱不矜，勤奋不息，不仅医德高尚，而且医术精湛。他在医学史上享有重要地位，对人类健康有重大贡献，并且其本人就是一个善于养生的实践家，据史料所载其寿命为百岁以上，可见道德并重、性命双修的重要性。

2. 仁静与旷达

《孔子家语·五仪解》："哀公问于孔子曰：智者寿乎？仁者寿乎？孔子对曰'然'。"也就是说，智者、仁者都长寿。《论语·雍也》："智者动，仁者静。智者乐，仁者寿。"仁者之所以寿，是因为"仁者静"，同时"仁者不忧"，更重要还是仁静者善于思考。《大学》："静而后能安，安而后能虑，虑而后能得。物为本末，事有终始。知所先后，则近道矣。"故仁静者能掌握事物的原理，亦知是非曲直、荣辱得失，因而不贪。《素问·上古天真论》指出："内无思想之患，以恬愉为务，以自得为功，形体不敝，精神不散，亦可以百数。"故心性旷达、洒脱者长寿，这在传统医学界也是一致认可的。

3. 明智与寡欲

智者寿，是因为"智者动"，而且"智者不惑"。因为智者聪明、有才能、有知识、有谋略，而且具有孜孜不倦的求知精神，并善于运用其才智去处理事情，所以头脑清晰，明于事理，不为物欲和淫乱所惑，而健康长寿。从历史发展看，人类的平均寿命随着人脑的发育即智力水平的提高，而逐渐延长，这正是智者长寿观点的体现。

4. 动静相宜与心妙体健

《孔子家语·五仪解》说："将身有节，动静以义，喜怒以时，无害其性。"喜静的仁者和好动的智者都能长寿，体现了传统医学关于动静的对立统一。所谓动静对立统一，不仅体现在心性的修养上，还体现在形动而神静上，如五禽戏、八段锦、太极拳等，这些活动均能修身养性，延年益寿。五禽戏是华佗所创的一种医疗体操与导引活动。虎戏可使全身神气鼓荡，鹿戏可带动全身震颤，熊戏可安腰力、除腹胀，猿戏可使腰身灵活自如，鸟戏可使人体矫健柔韧等。健身活动不仅可提高人的身体素质，还能改善人的心理素质。

第四章　道家文化与中医学 ▷▷▷▷

　　与儒家始终并存的学派是道家。"道家"之称始见于西汉前期太史公司马谈的《论六家之要旨》一文，乃指春秋末年老子创立的以道为世界本原的学说、学派，包括其后继者庄周、黄老学者及其思想。这一学派虽然未被战国末期的韩非称为"显学"，但其在历史上影响之大，不亚于儒家。西汉中期以后，儒术独尊，道家在野，但历代仍有不少包括儒者在内的其他学者汲取道家思想。其在传统文化中的地位是不可取代的。

　　在道家形成、发展之时，正是中医药学产生之日。由于二者在思想理论和追求目标等方面，具有相同或相似之处，故它们势必相互吸收、相互为用。就当今所能见到的先秦、两汉道家著作而言，其中含有医药、养生的成分；反之，两汉医药学著作中亦具有丰富的道家思想。这表明，医与道一开始就结下不解之缘，并非后人故意牵合。全面了解医、道二者在历史上和思想理论上的关系，无疑是具有多方面积极意义的。

第一节　道家文化的渊源与流变

一、先秦老庄道家

　　先秦时期，道家文化也开始萌芽，这其中有三位显世的代表人物，分别是杨朱、老子、庄子。他们所共同构造的道家文化成为中华文明一个重要的分支，由于老子的哲学有相当一部分是关于自然哲学辩证法的，所以很多人认为《道德经》是中国最鲜明的、论述辩证法的著作。

二、汉代黄老学派

西汉时期，文帝景帝两代以"清静无为"之学治理天下，与民休养生息，对于社会的各种生产活动及老百姓的生活，尽量不加干涉，任其自然发展，遂形成了以黄老道家思想为主的政治学说，世称"人君南面之术"，史学界称这一时期为"文景之治"。黄老之学，蔚然而兴。

黄老学大约产生于战国中期的齐国。汉代黄老学的内容比较庞杂，除上述"人君南面之术"外，还有阴阳五行思想和神仙思想。汉武帝刘彻继位以后，罢黜百家，独尊儒术，但又崇信神仙。方士们便更以黄帝附和神仙学说，开始将神仙学与黄老学相结合，言神仙者都托名黄帝。这一时期，帝王臣子业已把黄帝奉之为神明。

至东汉，人们除继续推崇黄帝外，更加尊崇老子，已将老子尊为"道"的化身。至东汉桓帝时，神仙学和黄老学相结合已正式形成黄老道。黄老道继方仙道之后兴起，并由此过渡到道教，是道教产生的重要一环。黄老道所尊崇的黄帝、老子，乃后来道教所信仰的至尊之神。黄老学说成为后世道教的理论基础。

三、魏晋玄学

玄学又称新道家，是对《老子》《庄子》和《周易》的研究和解说，产生于魏晋。玄学是道家之学的一种新的表现方式，故又有新道家之称，其思潮持续时间自汉末起至宋朝中叶结束。玄学是魏晋时期取代两汉经学思潮的思想主流。玄学即"玄远之学"，以"祖述老庄"立论，把《老子》《庄子》《周易》称作"三玄"。道家玄学也是除儒学之外唯一被定为官学的学问。

魏晋玄学的主要代表人物有何晏、王弼、阮籍、嵇康、向秀、郭象等。

玄学之"玄"，出自老子的思想。《老子·第一章》中说："玄之又玄，众妙之门。"玄就是总天地万物的一般规律"道"，体现了万物无穷奥妙的变化作用。玄学家们还用老庄思想来注解《论语》和《周易》，对已经失去维系人心作用的两汉经学进行改造，建立起了"以无为本"的哲学本体论。儒家的"礼法""名教""人道"等思想，虽然也是玄学所讨论的内容，但其主旨却是道家的，即强调崇高的是"无""自然"和"无为"。

玄学所探讨的中心问题尽管仍可归结为天人关系问题，但在形式上，已经摆脱了两汉经学章句笺注的烦琐破碎；在内容上，抛弃了经学思潮"天人感应"的目的论之论证。玄学家在多方面论证了道家的"自然"与儒家的"名教"是一致的，他们一改汉代"儒道互黜"的思想格局，主张"祖述老庄"，以道家为主，调和儒道。玄学所提出或着重关注的有无、本末、体用、言意、一多、动静、梦觉、本迹、自然与名教等一系列具有思辨性质的概念范畴都是道家所具备或重视，而原始儒学和两汉经学所不具备或不重视的。玄学的出现大大推动了中国哲学的发展，在哲学上，主要以"有、无"问题为中心，形成玄学上的"贵无"与"崇有"两派。

　　总的来说，玄学是当时一批知识精英跳出传统的思维方式（修齐治平），对宇宙、社会、人生所做的哲学反思，以在正统的儒家信仰发生严重危机后，为士大夫重新寻找精神家园。玄学衰落后分别被道教、般若、理学、禅宗所继承。

第二节　道家文化的基本精神

　　道家是中国哲学史上最早对宇宙本原进行探究的学派。道家各派都以"道论"作为理论的基础。在"道论"基础上的自然无为精神、柔静精神、超越精神、批判精神、开放精神是道家基本精神的主要内容。

　　道家的思想体系以"道"为核心，道家学说的其他部分围绕着"道"逐层展开。"道"为所有的道家学者所推崇，"合于道"是他们追求的最终目标。

　　道家先哲老子在《道德经》中对"生命之由来与归宿"，这个古往今来人们一直关注的问题，做出了深邃而精辟的推论，提出"道"为世界最初根源的学说："道生一，一生二，二生三，三生万物。"所谓"道"，亦称"无"，即抽象的自然界的总规律。《老子·第二十五章》指出："人法地，地法天，天法道，道法自然。""道"就是对自然总规律的概括。"一"是太极，"二"是阴阳，"三"是万物之母。"道"与"一""二"均为形而上者，属抽象的哲学范畴；"三"即万物之母，与所生万物均为形而下者，属具体的有形器物。

　　道家崇尚自然，有辩证法的因素和无神论的倾向，主张清静无为，反对斗争，提倡道法自然，无所不容，自然无为，返璞归真，与自然和谐相处。

第三节　道家文化对中医的影响

　　中医学认为，人是"道"与"德"的产物，人借父精母血而成形，又与自然环境不可分割。这种理论正是道家"人法地，地法天，天法道，道法自然"观点的化用，充分体现了天人合一的整体观，也反映了黄老哲学与中医学相贯互通的原理。道家对宇宙运行规律的认知和对生命起源的理解与指导，开拓着人生旅程，协调着人与大自然和谐共存的常态。道家的养生之道，自始就隐含着医学哲理，因此医学与道学密不可分，共同形成中国传统文化整体的主要部分。

一、道家宇宙观与中医整体观

（一）道家宇宙观

1. 道生万物，道统万物

　　《老子·第四十二章》提出："道生一，一生二，二生三，三生万物。万物负阴而抱阳，冲气以为和。"也就是说，道生万物，道是万物之本源。《老子》继承、升华了前代阴阳学说，并否定了天命神权的思想，首次阐述了"道"的概念，把它作为世界的本源与万物的最高范畴。老子所说的"道"是一个终极实在的概念，它先于天地而独立存在，是一个"混成"的整体，其运动方式是变化流逝而终返本源，周流不息而循环往复。它不受局限而无终无止，包容万物而无边无际。万物是以"道"为最大共性和最初本源的有机整体，天地万物以至人类皆是同构同源之体。

2. 道生万物，万物一气

　　《老子·第一章》指出："道可道，非常道；名可名，非常名。无，名天地之始；有，名万物之母。"可见道是抽象性与具体性的对立统一。《庄子·天地》也说："泰初有无，无有无名；一之所起，有一而未形。物得以生，谓之德"。庄子所说的"一"就是"道"的别名，反映了宇宙的整体与不可分割性。庄子将"道"的概念具体化，还丰富发展了"气"的理论，并将"道""气""一"或"一气"等概念有机地联系起来，《庄子·知北游》指出："人之生，气之聚也。聚则为生，散则为死……通天下一气耳，圣人故贵一。"所谓"一气"就是说世界为一个连续统一的整体，世界万物都是由"气"所产生的。可以说，"道"是万物的共同规律，"气"是万物的共同组成，"一"是万物的统一性。"道""气""一"三个概念都是整体性原理的体现，"道"是动态的整体性，"气"是开放的整体性，"一"是不可分割的整体性。万物同道，万物一气，万物统一于整体之中。故道生万物，道统万物，而万物一气也。

3. 相生相依，相反相对

《老子·第二章》指出："有无相生，难易相成，长短相形，高下相盈，音声相和，前后相随。"也就是说事物的矛盾双方是相互依存的，认识到事物之间有差别，而又不可分割。《老子·第五十八章》指出："祸兮福之所倚，福兮祸之所伏。"辩证地告诉我们如何看待祸福及相反事物之间的关系。

庄子则认为事物的差别都是相对的，并漠视而抹杀事物间的界限，进而对客观存在持怀疑与否定态度。他认为从"道"的角度来看，此亦彼，彼亦此，没有确定的界限。如《庄子·齐物论》说："莛与楹，厉（古代传说的丑人）与西施，恢诡憰怪，道通为一。"即细小的草茎与粗大的屋柱子，丑的与美的，宽大、狡诈、奇怪、妖异等，从"道"来看，都是一样的，没有差别。然而，若从相异角度而论，就会相差很远。《庄子·德充符》说："自其异者视之，肝胆楚越也；自其同者视之，万物皆一也。"这就是说，庄子认为事物的差别没有客观的标准，即事物间的差别不是客观事物本身的性质所决定的，而完全是由人的主观决定的，是随人的观察角度不同而区别的。所以，庄子认为一切事物都是相对的，只要无视其差别，就可以长生久视，在精神上达到与天地永恒。

4. 道法自然，通玄达妙

《老子》指出"道"无形无象，在本质上既不可界定，也不可言说。其被认识并由人们述说"道"，并不等于是客观永恒的道；而由人们所表述的"名"，也并不是永恒的名。"无"称之为天地之初始；"有"称之为万物之根本。这是说"道"有"形而上"之道与"形而下"之道，指出了"道"的抽象性与具体性。所以既要常常把握"无"，以观察天地初始之奥妙；又要常常把握"有"，以观察万物本根之端倪。有无二者同处一源，只是"道"的不同称谓而已，同样可以说是含义深远微妙。

"道"不能以任何对象来限定，也不能用语言将它的特性完全表达出来，亦无法通过一般的认识途径获得。由于天地万物和人类同构同源，人是宇宙的全息，这样就逻辑地推出了《老子》独有思维方式：一是效法自然，"推天道以明人道"，从而通过观察概括自然的现象或规律而体悟大道，启迪人们以之作为立身处世治国之道。二是"静观"、"玄览"的主客一体的致思途径。即主张认识主体保持内心虚静，排除一切思虑活动和杂念，返观内照，通过"心"这面镜子，以大道主观和客观的沟通，来认识"道"而获得关于世界的本质和规律。老子特别推崇，用由此所获得的"道"作为指导天下之事的普遍原则。

（二）阴阳之道与道统万物

1. 阴阳之道与守一处和

古代思想家用阴阳这个概念来解释自然界两种对立和相互消长的物质势力，并认为阴阳的对立和消长是事物本身所固有的。老子道统万物的整体观认为整个世界都统一在"道"之下，充满阴阳交争、运动不息之气，是一个连续的整体；万物是阴阳二气冲和协调而生和气。在"道生一，一生二，二生三，三生万物，万物负阴而抱阳，冲气以为和"的理论基础上，庄子将阴阳学说做了进一步发挥，庄子认为人与万物都是由"阴阳之气"生成的，阴阳不和，则生灾难与疾病；故当顺天道，协阴阳，而无往不胜。因为万物皆负阴阳之气，是一个不可分割的整体，协和而纯，与天地为一，故庄子提出"守其一以处其和"顺应自然的原则。

2. 谐和阴阳与顺应自然

中医学认为，天地是一个有机的自然系统，天地阴阳的运动规律主宰了自然界的一切生命。《黄帝内经》出色地运用了道家天人一体与阴阳哲学思想，提出了和阴阳养生治病法。鉴于"道统万物"的观点，人应顺应自然规律生存。所以，掌握自然之"道"的人，可以享尽天年。

3. 阴阳相合，人贵和气

道家的另一代表著作《列子·天瑞》有"冲和气者为人"之说。中医学亦认为人就是由阴阳和气而形成的。若阴阳不和，人即生病。所以《素问·四气调神大论》说："反顺为逆，是谓内格。"杨上善注曰："不顺四时之养生，内有关格之病。"

（三）气之聚散与中医

1. 通天一气

《庄子·知北游》提出："人之生，气之聚也。聚则为生，散则为死。若死生为徒，吾又何患，故万物一也，通天一气耳。"杨上善《黄帝内经太素》"阴阳合"
曰："言阴阳之理，大之无外，细入无间。"认为宇宙间所有的物质，无论大小，都
由阴阳交织而成，这些物质的繁多，不可胜数也；并且阴中有阴，阳中有阳，阳
中有阴，阴中有阳。然则混同为一气，都由一气化生而成，所以其根本是一致的。
从世界的同一性在于气的角度而言，庄子气的学说体现了宇宙的整体性与连续性。
《素问·六微旨大论》指出："天枢之上，天气主之；天枢之下，地气主之；气交之
分，人气从之，万物由之。"天枢指天与地的交界面，气交之分指天地阴阳上下交
错的空间，也就是人与生物赖以生存的活动空间。人的生长壮老已，生物的生长化
收藏，都由阴阳气交所决定。

2. 阴阳根于一气

从中医学的角度来讲，阴阳根于一气，即后来所说元气，《黄帝内经》称之
"真气"。常言："真气绝而死。"清代徐大椿《医学源流论·元气存亡论》的观点即
是元气存亡决定人的生死。《素问·六微旨大论》王冰注曰："三分析之，上分应
天，下分应地，中分应气交。天地之气，交合之际，所遇寒暑燥湿风火胜复之变之
化。故人气从之，万物生化，悉由此而合散也。"即万物的生成和化灭，全都取决
于阴阳之气的聚合与流散。气凝聚则成物质的形体，物质的形体溃败则散而成气。

3. 万物生于气化

《素问·六微旨大论》指出："物之生从于化，物之极由乎变，变化之相薄，成
败之所由也。"意即物质的产生由气所化生，由渐变而至极限，则再度突变而化生
新物。先哲们渐变称为变，突变称为化，渐变与突变交替相继，生成与败坏的根
由就显现出来了。《素问·五常政大论》："气始而生化，气散而有形，气布而蕃育，
气终而象变，其致一也。"也就是说，天地之气的聚合与流散，决定了物质形状的
变化，气化的规律都是一致的。故植物的生长化收藏和动物及人类的生长壮老已，
体现了天地之气的聚合与流散的变化规律。

4. 气机失调则病

《素问·六微旨大论》指出，"出入废，则神机化灭；升降息，则气立孤危。故
非出入，则无以生长壮老已；非升降，则无以生长化收藏。是以升降出入，无器不
有。故器者，生化之宇，器散则分之，生化息矣。故无不出入，无不升降。化有大
小。期有近远。四者（出入升降）之有，而贵常守。反常则灾害至矣。故曰：无形
无患，此之谓也。"所谓器，即为生化的空间。生化的空间与时间有大小远近之分，

若其溃散，则生化停止。可见万物皆由气化而生，气的升降出入在一定的时空进行，从人身小宇宙到天地之大宇宙，通天下一气罢了，气散则形灭。

5. 静柔以保精气

《老子·第十章》提出："载营魄抱一，能无离乎？专气致柔，能如婴儿乎？"意即形神合一以守身，能不分离吗？聚结精气以致柔和，能像婴儿一样吗？启迪人们只有通过形神合一的修养，才能达到人生的最高境界，像婴儿一样纤尘不染，精气柔和，才具有生命力。《庄子·在宥》提出："必静必清，无劳汝形，无摇汝精，乃可以长生。"《素问·上古天真论》亦崇尚道家清净思想，倡导"把握阴阳，呼吸精气，独立守神，肌肉若一，故能寿蔽天地"。

二、道家和谐观与中医调养法

（一）道家自然和谐观

在阴阳交织与道统万物的整体观基础上，老子亦视整个世界为不可分割的"一"。老子所说的"一"实际上就是指的"道"，反映道统万物的整体观，同时也体现了人与自然和谐的思想。

（二）中医和合调养法

《素问·四气调神大论》认为，四季气候的变化是外在环境的主要方面，而精神意志的活动则是人体脏气活动的主宰，因而应当顺应四季气候变化而调养五脏神志；并认为脏腑器官的功能与外在环境应统一协调，才能保证身心健康。王冰首先认识到和气的重要，故注道："万物夏长，华实已成，容状至秋平而定也。天气以急，风声切也；地气以明，物色变也。惧中寒露，故早卧；欲使安宁，故早起。志气躁则不慎其动，不慎其动则助秋刑急，顺杀伐生。故使志安宁，缓秋刑也。神荡则欲炽，欲炽则伤和气，和气即伤，则秋气不平调也。故收敛神气，使秋气平也。"王冰所说的"和气"，与道家的养生贵和思想密切相关。

（三）调整心态以养神

中医养生，不仅养形，更重养神。通常所论的"守一养和"的道理也来自老庄，《庄子·在宥》："我守其一，以处其和。"此处所说的"一"，正源于道家所说的"一"，即人与自然的和谐之"道"。"守之以一，养之以和"就是遵守养生之道，以阴阳和气调理身心的意思。

三、道家哲学境界与中医形神观

（一）"道"与"德"和，形与神俱

《老子》一书又称《道德经》，《道经》与《德经》是该书的两部分。"道"是指自然界的普遍规律，"德"是指个体生物生存的规律。"道"是万物的终始与根源；"德"是万物生存的依赖与条件，是"道"的具体体现。道统万物，而德不离道，启迪人们遵循自然之道，注重宇宙的统一性与整体性。老子所说之"道"，源于自然界，也是对自然界规律的总括，所以人应当顺从自然规律而养生。圣人执道全德，则形全、神全，有益于健身养生。

中医在养生方面，提倡形与神俱，顺从自然之道。《素问·上古天真论》开宗明义就强调掌握"道"的人"能形与神俱，而尽终其天年，度百岁乃去"。王冰注："知道，谓之修养之道也。"要做到形与神俱，首先还得明确形与神的相辅相成的关系，即是对自然之"道"的具体阐释与发展运用。《素问·上古天真论》还指出："夫上古圣人之教下也，皆谓之虚邪贼风，避之有时……故合于道，所以能年皆度百岁而动作不衰者，以其德全不危也。"故合于"道"，"德"能全，达到人与自然的和谐，人则能健康长寿。

（二）大道尚朴，全真保神

《老子·第二十五章》说："有物混成，先天地生。"老子认为道是极其古老而真朴的。《庄子·刻意》指出："纯素之道，唯神是守；守而勿失，与神为一；一之精通，合于天伦。"说明道的普遍性与真朴性，而德不离道，精通纯素之道，最终能合于天伦，回归自然，而与天地共存。

中医十分重视形与神的关系，并大力提倡不失天真而保神全形的思想。《灵枢·小针解》指出："上守神者，守人之血气有余不足，可补泻也。"这正是强调神的重要性。《素问·生气通天论》曰："夫自古通天者，生之本，本于阴阳。天地之间，六合之内，其气九州、九窍、五脏、十二节，皆通乎天气。其生五，其气三，数犯此者，则邪气伤人，此寿命之本也"，王冰注道："邪气数犯，则生气倾

危，故保养天真以为寿命之本也。"《素问·阴阳应象大论》曰："清阳为天，则其义也。本天全神全之理，全则形亦全矣。"所谓"理"即《庄子·天地》"物成生理谓之形"之"理"，指人的天性。强调人与自然密不可分，要慎重处理好人与自然的关系，而不可伤害人的天真之气与天真之性。血气是人之神的本源，而来自天之阳气。故保全天真之气，则人之精神得以保全；保全人的天性，则人的形体亦能健全。可见"形恃神以立"，而神对形的支撑作用是如此重要。这正与道家所倡"形全者神全，神全者圣人之道"的养生观点相反相成，相互依存。

四、道家智慧境界与中医清心养神观

（一）唯道集虚，虚空近道

《老子·第四章》说："道冲，而用之或不盈。渊兮，似万物之宗。挫其锐，解其纷，和其光，同其尘。湛兮，似或存，吾不知谁知子，象帝之先。"指出"道"的本质就是虚空，唯有空才是用之不竭的源泉，这就是天地的根本规律。《老子·第十五章》："保此道者，不欲盈。夫唯不盈，故能蔽而新成。"指出古代善于遵循自然规律，体道而行的人，不表现自我，守弱处卑，通达玄妙。唯有虚静柔弱，才能除去朽弊而复新成。因为心安而虚，道自来居；心满则道无所居，即诸事万物不入于心。若达到坐忘虚极的境界，就能体道观妙，故虚空是近"道"之途径。所谓"深不可识"，绝不是城府很深，让人不可捉摸，而是说善为道者体道而行，不与世人争名利，从不表现自己，只有懂得道的人才能认识他们。老子提倡虚无的目的之一，是要人们避免带有成见去观察外物，从而客观地去认识与接受外物。

因为"道"的本质是虚空，故最接近真理。人能虚心，即使不刻意求道，道也自然归之。体静心闲，方可观妙。心若纵任不收，只能徒增粗疏，无法观察万物之妙。从中医养生方面来说，则讲究体妙心玄，向善就道，超然物外而保存真气。古代圣贤之人就是因为虚心好学，善察外物，从而体道识真，给人们指出健康长寿之道。

（二）虚空守中，虚静受益

《老子·第十六章》指出虚静是万物的总原则。众物芸芸，最终都要复归本性，循环往复的终始变化，就是永恒之道。所以要静观以待，顺天之长，明察变化，不可妄作。一旦掌握永恒之道，就会包容一切，公正无私，与自然界和谐而融为一体，长久不殆。不特意去做某些事情而静待事物的发展，从而顺其自然，进而秉公持正，以至天下安宁。

《老子·第五章》还告诫人们当效法如同风箱之天地，虽虚空而不会穷竭，愈推动而愈风出不绝。若炫耀博闻，则会更快陷入困穷，不如守护内心虚静中和。故虚空守中，则百益所归，功不离身。事物相反相成，无为而无不为，功成身退，则永享功劳。所以盈满而招损，虚空而受益，功遂身退，是顺天之道。

老子倡导虚静谦退，是希望人们达到天长地久，从而获得圆满成功。启迪人们与世无争，平衡心态，有益于养生与健康长寿。《素问·上古天真论》说："至人者，淳德全道，和于阴阳，调于四时，去世离俗，积精全神，游行天地之间，视听八达之外，此盖益其寿命而强者也。"不慕功名，脱离世俗，则免除精神之累，从而活的自在健康。故虚静谦退是长久之道与长寿之道。

（三）上善若水，处弱为强

老子认为，水为生命之源，善利万物；水流趋下，而与物无争。水位卑下，众人所恶，却不与自然异化；水性柔曲顺势，贴近自然，更接近于道的特点。所谓"上善若水"，也就是说，水具有曲流趋下而贴近自然，与物无争而包容广大等完美德性。故水之特性，不离大道，值得人类效法。

《老子·第二十八章》告诫人们，凡事守其弱才能恃其强。一个真正的强者应当不露阳刚雄壮之本性，而守持阴柔慈弱的状态；不露洁白明亮之本性，而待守污黑晦暗的处境；不露尊贵荣耀之身份，而安守卑微屈辱的位置。这就如同天下之水归沟溪、川谷一般，德不离身，常有常足；而心如婴儿一样纯朴，复归于无穷无尽的境界与真朴自然之道。圣人正是利用了真朴之大道与形下之器不可割裂的关系，来治理社会，而达到大智不割的天人合一的境界。这段文字充分体现了处弱而取强，处劣而转优，忍辱而获荣，处下而得上，守阴而保阳等辩证原理。

处弱守卑，谦下退让，体现了水的特性。在个人修养方面，人们若能善于像水一样随地趋下，心胸善于像水那样深沉平静，交友善于像水一样仁慈，说话善于像水一样讲信用，则身心会获益很多。人的心境宁静，不仅可提高自身内涵修养，而且可增强人体健康。处卑谦下，亦即意味着贴近自然，宽松闲适。故《素问·四气调神大论》提出了符合养生之道的四季养生之法。心平、气静、神闲、性柔似水，则更容易获取人生快乐与真谛。中医则以此为鉴，调节心态，柔和性情，清心以养神。

五、道家宽让境界与中医顺应观

（一）柔弱慈让，谦退不争

柔弱不争的处世之道是基于物极必反的发展规律和对于自然与社会的深入观察而提出来的。老子认为柔弱的事物往往更有生命力，坚硬刚强的事物往往容易被毁坏。《老子·第四十章》提出："弱者道之用。"《老子·第四十二章》指出："强梁者不得其死。"所以要守柔持弱，戒除"强梁"。老子提倡谦退不争，启发人们厚积薄发，谦下不骄。同时也告诫人们要敦厚善良，朴实无华。在人生观方面，老子强调"不盈""不争""致虚极，守静笃"，这也是老子"无为而无不为"的原则。其观点对于人生处世哲学的改善与良好的社会适应能力的培养，有积极的促进作用；并可调节人的心理状态与生理功能。

（二）为学日益，为道日损

《老子·第四十八章》提出："为学日益，为道日损。损之又损，以至于无为。"老子认为学习知识要积累，要用加法；而把握或体悟道，则要用减法，一步步否定，以至于无纤毫成见与执着。道家认为，真正的哲学智慧，必须从否定入手，一层层除去表面的偏见、执着、错误，穿透到玄奥的深层中去。也就是说，面对一现象，要视之为表象；得到一真理，要视之为相对真理；再进而层层追寻真理之内的本质。宇宙真相与奥秘，是在层层偏见剥落之后才能一步步见到的，最后豁然贯通在人们内在的精神世界与生命真谛之中。

（三）无我无独，平等宽容

道家反对唯我独尊，主张宽容。《庄子·齐物论》强调祈于平等，肯定物我之间的同体融合，讲求与物化为一体。其逍遥无待之游只有在天籁齐物之论的前提下才有可能。道家主张承认自己的生存、利益、价值、个性自由、人格尊严，必须以承认别人的生存、利益、价值、个性自由、人格尊严为前提。这种平等的价值观肯定、容忍各种相对的价值系统的意义，决不抹杀其他人的利益、追求，或其他学派、思潮的存在空间。这样，每一个生命就可以从紧张、偏执中超脱出来，去寻求自我超越的途径。平等宽容，创造气氛柔和的生存环境。

（四）物极必反，贵和有度

老子认识到"道"有其自身的运动规律，即矛盾会向相反的方向转化的道理。《老子·第四十章》指出："反者道之动。"这是说"道"不是静止不变的实体，而是一个流转与变迁的过程。这里的"反"有对立转化和返回复初两种含义。《老子·第五十八章》则说："正复为奇，善复为妖。"这是指在一定条件下，正可以转化为奇，善良能转化为邪恶。任何事物都可能出现物极必反的现象。然而天道公而无私，和谐适中，可调控事物的动态平衡。老子深谙物极必反的运动规律，为防止事物向不利方向发展，告诫人们不要走极端，以保持内部平衡。

主张贵和有度，采取阴阳和合法则，并运用中医理论，正是老子"反其道之动"思想的体现。《素问·阴阳应象大论》说："寒极生热，热极生寒。"揭示了人体阴阳寒热变化，以致物极必反的结果。而中医在疾病治疗与调养方面，则以归复阴阳协调的正常状态为宗旨。故中医治病原则，亦不外乎阴阳协调，顺应自然之道。

从人天同源、身国同构、道统万物的基本认识出发，在对自然、社会现象的观察中，特别是在自身修炼的实际体验中，老子认识到自然"无为"是"道"所具有的本质特征，"无不为"则是推行"道"的必然结果。"无为"不是无所作为，而是要求顺应自然，依从事物的内在规律办事。"有为"则是强作妄为，蛮干盲干；过多干涉事物的进程，则会适得其反。中医养生防治、饮食卫生，亦多强调过犹不及的原理。如食品调养力主清淡平和，提出"膏粱之变，足生大疔"之论；穿着起卧用品，倡导贴近自然，尤其是小儿所用，更宜柔软自然，切忌过于华贵富丽；虚羸体质，补不可过猛而泄不可过峻；病如内聚癥结，往往采取保守疗法以延寿命。明知不可为而为之，亦是中医之大忌。

六、道家社会理想与中医和谐观

（一）返璞归真，重德修道

《老子·第三十二章》指出："道恒无名，朴虽小，而天下莫能臣。侯王若能守之，万物将自宾。天地相合，以降甘露，民莫之令，而自均焉。始制有名，名亦既有，夫亦将知止，知止可以不殆。"也就是说，道永恒无名而质朴，虽然细小，却精深微妙，天下没有什么力量能控制它。人类只要顺应它，就能获取成功。自从万物开始制作，便有了名称；有名称就要知道适度而止，以避免危险。可见道是永恒的客观存在，是朴素的自然，它不是任何人力加工的产物，而任何力量都不能控制它、驱遣它。老子在此指出道的本质，不但希望人们遵循它，并且希望统治者也能按照道的本质去治理社会。然而主观的名号却是有时空限制的，老子告诫人们必须掌握尺度去应用它，因为它是末而不是本。

（二）抱朴守真，俭啬寡欲

在老子看来，治国与养生、养生与养德，是同一的。与儒家强调的道德修养不同，道家的理想人格是以身心健康为基础，是建立在珍惜热爱现世生命的基础上的，养生与养德紧密相关。真朴俭啬即是基本道德要求，又是实现身心健康的基本保证。纯朴俭啬，超然物外，不为外物所累，才能实现人际关系的和谐，求得心灵的安和、肉体的健全，进而长生久视，体道得道。"朴"是道的本性，人类应效法"朴"，真诚淳朴是理想的道德。故《老子·第三十八章》指出："失道而后德，失德而后仁，失仁而后义，失义而后礼。夫礼者，忠信之薄，而乱之首。"

老子的理想国度则是"小国寡民"的世界，在养生方面则是："甘其食，美其服，乐其俗。邻国相望，鸡犬之声相闻，民至老死，不相往来。"也就是回归自然状态，君清净于上，民乐俗于下。《老子·第十九章》提出："绝圣弃智，民利百倍；绝仁弃义，民复孝慈；绝巧弃利，盗贼无有。此三者以为文（典章制度），不足。故令有所属，见素抱朴，少私寡欲，绝学无忧。"老子在此表明了对圣智、仁义、巧利的态度，他提出见素抱朴，少私寡欲，回归到原始的天真无邪的状态，人与人的关系纯真和谐，从而免除精神之累，也避免诈巧虚伪的产生。

（三）超越尘世，淡泊名利

道家提出超越自我的境界，即老子虚无而忘我的境界。所谓"无身"，不是说不要生命，不是摧残身体或遁入山林，而是不要把生命仅仅看成是自己的，也不要把得失看成是自己的。不要为名利伤身，而要为天下贵身。为名利，则多忌；为天下，则无忌。无身，是超越有限的生命，超越自我，把个人生命融于天下人生命之中，把小我之身融入大我之中。把自己生命与天下生命结成一体的人，则心寂不染，处动而神不乱，为天下而珍贵生命的人，值得信赖，可以把天下托付给这样的人。

（四）修身治国，修性健身

老子认为德从于道，而道则赖德而显现。恍恍惚惚的道，其中自有精气。这精气十分真实，其中自有真实可信在。故老子倡导归璞返真，是要回归真实之道。老子所论之道的作用是广大无限的，可以修性健身，乃至齐家、治国、平天下。

《老子·第十章》提出了世界观、道德哲学、政治哲学等的修身治国原则。所谓"载营魄抱一"，就是要求人们做到形神合一，坚守大道，把握做人的根本，这是世界的原则。所谓"涤除玄览"，就是要求人们不被声色犬马缠绕，保持心灵纯净如明镜，注意道德修养，严于自律，这是道德哲学的原则。所谓"爱民治国"，就是要求统治者治国以爱民为本，无私为，无妄为，这是政治哲学原则。然而修身治国，与修性修心密切相关，故老子阐述了人生哲学、人生境界、虚空近道的修性健身原则。所谓"抟气至柔"，就是要求人们心平、气静、神闲、性柔如水、心纯似婴儿，掌握纯真待人、柔情待人的为人处世方法。所谓"天门开阖"，就是提醒人们在经历人生种种历练之后，可以打开智慧之门，能体会到成功的秘诀在于怀柔守雌，处下不争。进而老子给人们指出了一个"明白四达"的玄德境界，这就是时刻以无知自处，便能洞悉一切，这就是虚空近道、天人合一的境界。老子认为以纯真之心、柔水之情待人，则享人之纯真、柔情之待，而永获清纯、快乐，这是人生的真谛。一个有大作为的高尚之人，一个真正有知的人，从不逞能，绝不居功自傲，这就是玄德境界，即形神合一、"天人合一"的境界。《素问·上古天真论》极力推崇这一境界："上古有真人者，提挈天地，把握阴阳，呼吸精气，独立守神，肌肉若一，故能寿蔽天地，无有终时，此其道生。"

（五）大道寰遍，用以为和

老子指明，大道遍布于整个宇宙之间，故无论是对治国、平天下，还是对修身、养性，都有指导意义。庄子则将道进一步发挥，指出其天地人和谐、朴素而天下无能与之争美的特点。庄子指出天乐之道是人所效法之道，并将天地人相合之道，推及于治理天下，以致和乐无极的境界。《庄子·大宗师》说："知天之所为，知人之所为者，至矣！"即是说天乐、人乐共享，是治国治身的最高境界。老庄所倡导的"道"是天真纯朴的、遍及整个宇宙的规律，故讲究的是天人和谐。在养生防病方面也是如此。

中医养生向来讲究人体内外和谐。《素问·生气通天论》指出："自古通天者，生之本，本于阴阳。天地之间，六合之内，其气九州、九窍、五脏、十二节，皆通乎天气。其生五，其气三，数犯此者，则邪气伤人，此寿命之本也。苍天之气，清净则志意治，顺之则阳气固，虽有贼邪，弗能害也，此因时之序。故圣人传精神，服天气而通神明。"中医还极其重视人体内部健康，注意先天之本——肾，及后天之本——脾胃的健康保养。《素问·五常政大论》说："谷肉果菜，食养尽之，无使过之，伤其正也"。中医也禁戒极端的物欲，《素问·上古天真论》指责不注重养生的人说："今时之人不然也，以酒为浆，以妄为常，醉以入房，以欲竭其精，以耗散其真，不知持满，不时御神，务快其心，逆于生乐，起居无节，故半百而衰也。"文中批评今时之人时，带有明显的原朴返真倾向。唐代孙思邈《备急千金要方》认为养生有五难：名利不去为一难，喜怒不除为二难，声色不去为三难，滋味不绝为四难，神虑精散为五难。孙思邈主张任何活动都应有节制，并做到简事寡欲，诸如少欲、少语、少思、少怒，不勉强进食，不过多饮酒等。这样才能健康长寿。中医在健康保养时注重诸方面关系的和谐，无过之，无不及。

七、道家心灵净化与中医养生观

（一）知足不辱，知止不殆

老子深谙事物的两极盈缩的变化规律，认为任何事物发展到极端就会向相反的方面转化，即所谓物极必反。为了防止"早已"，他希望人们对财产、地位、功名都应适可而止，即在客观上要怀有知足之心。知足也是《道德经》反复强调的一条重要的寡欲途经，认为人之所以欲望无穷就是因为不知足，不知足是一切灾祸的根本原因。所以《老子·第四十四章》提倡"知足不辱，知止不殆，可以长久。"因为知足则不辱，知足则使自己精神饱满，不致陷于贪欲之中，不致因富贵而骄横跋扈，并带来灾祸。为人之道，要留有余地，不论做什么事情都应适可而止。居功贪位是知进而不知退，善争而不让的表现。

中医倡导人们恬淡虚无，知足常乐，以致血气平和，而健康无灾。凡养生都主静，静则神凝心定，意净念止，恬淡无为，气血平和。《素问·上古天真论》说："圣人者，处天地之和，从八风之理，适嗜欲于世俗之间，无恚嗔之心，行不欲离于世，被服章，举不欲观于俗，外不劳形于事，内无思想之患，以恬愉为务，以自得为功，形体不敝，精神不散，亦可以百数。"故顺天地之和，则能与自然界融合一体，而形神不伤，健康长寿。

（二）逍遥大观，物我为一

《庄子·逍遥游》说，"若夫乘天地之正，而御六气之辩，以游无穷者，彼且恶乎待哉！故曰：至人无己，神人无功，圣人无名。"展示了一个摆脱名利束缚，超越自己的逍遥境界。《庄子·大宗师》说："古之真人，不知说（悦）生，不知恶死。其出不欣，其入不距。翛然而往，翛然而来而已矣。不忘其所始，不求其所终。受而喜之，忘而复之。是之谓不以心捐道，不以人助天，是之谓真人。若然者，其心志，其容寂，其颡颒；凄然似秋，暖然似春，喜怒通四时，与物有宜而莫知其极。"不仅描绘了一个无拘无束、翛然往来的超脱形象；而且极赞真人处世的泰然而随意，默然而淡泊，与天逶迤而合乎自然，不失天真而逍遥自在的超然飘逸行为。道家与儒家都强调个人与无限的宇宙契合无间，如《庄子·齐物论》所说"天地与我并生，万物与我为一"的境界。但儒家是努力尽自己的社会人伦义务和社会责任，积极入世，恪守礼教；道家则不同，而是通过否定的方法，否定知识、名教，否定一切外在形式的束缚，包括儒家仁义的束缚，并以此来化解人生之忧。但道家追求的自由是精神的超脱解放，而不是放纵形体的情欲。如果执着于外在物欲、功名利禄，束缚于名言名教，就会被外物所主宰，不仅不能自由，而且会形成"机心"（敲诈之心，机巧功利之心）、"芒（茫）昧"（模糊不清），阻碍人与天地的合一。庄子认为时人这种执着，是失去真朴的表现，所以要化解物行，"乘天地之正，而御六气之辩，以游无穷"（《庄子·逍遥游》），作逍遥无待之游，达到"独与天地精神往来"（《庄子·天下篇》）的境界。

（三）淡泊名利，精神内守

庄子将老子的虚无思想发展为养生观，认为清虚静泰，可以免除身心之累；恬淡虚无，可以近道合德。道家认为淡泊名利益于养生，倡导公而无私的人生观和清心寡欲的身心修养。只有淡泊名利，才不会伤害人的精神和形体。这种思想可以说深入中医学。如《素问·疏五过论》说："尝贵后贱，虽不中邪，病从内生，名曰脱营；尝富后贫，名曰失精。"根据追慕名利地位、身患荣辱得失是健康危害之一的道理，从而提出"精神内伤，身必败亡"的观点。中医学认为，精神情志与人的形体血气密切相关，直接影响到人体健康与疾病的康复。故《素问·阴阳应象大论》所倡导的生活态度是："志闲而少欲，心安而不惧，形劳而不倦。气从以顺，各从其欲，皆得所愿。"这也是历代养生家们所追求的境界。老子"恬惔虚无"的思想，不仅启迪了人们戒除物欲，而且提升了人的自身修养与思想境界。《素问·阴阳应象大论》说："是以圣人为无为之事，乐恬惔之能，从欲快志于虚无之守，故寿命无穷，与天地终。此圣人之治身也。"清代张志聪注："行所无事，则外不劳形；内无思想，恬淡虚无，则精神内守，真气从之。其知道者，亦归于真人。"

（四）弃世绝俗，归璞返真

《庄子·马蹄》说："同乎无知，其德不离；同乎无欲，是为素朴。素朴而民性得矣。及至圣人，蹩躠为仁，踶跂为义，而天下始疑矣。澶漫为乐，摘僻为礼，而天下始分矣。故纯朴不残，孰为牺尊！白玉不毁，孰为圭璋！道德不废，安取仁义！性情不离，安用礼乐！五色不乱，孰为文采！五声不乱，孰应六律！夫残朴以为器，工匠之罪也；毁道德以为仁义，圣人之过也。"也就是说，无知无欲才是纯真素朴，如此老百姓才能获得他们的本性而生存得自在。仁义礼乐是约束人们的枷锁，是自然道德毁败以后的结果，而创制仁义礼乐则是圣人的罪过。老庄都认为绝圣弃智，不仅可以摆脱精神的枷锁，而且可以获取生存的自由。这难免带有愤世嫉俗的情绪，然而从返璞归真，平衡心理，从达到健康长寿的角度而论，不无积极的意义。故《素问·阴阳应象大论》指出："圣人为无为之事，乐恬惔之能，从欲快志于虚无之守，故寿命无穷。"这正是对老子"少私寡欲"思想的具体发挥。

总之，中医注重整体的治疗和长期的疗效，这一指导思想和道家哲学是一致的。道家思想博大精深，中医无论是在理论方面还是在临床实践方面，都可以从道家思想中汲取丰富的养分，如此既可促进中医的进一步发展，又能弘扬中国传统文化。

第五章　佛学文化与中医学 ▷▷▷▷

　　佛教起源于印度，自汉末传入中国以来，它植根、繁衍、发展、演化，并且绵延至今，成为中国历史文化不可或缺的重要组成部分。佛学即佛法之学，以探讨方向而言，通常侧重于思想体系、源流、发展之阐述等；以内容范围而言，除释迦牟尼所宣说之教法外，亦包括其后之弟子、历代学者，以释迦牟尼之教法为依据，加以解说、抉择、阐论之佛教各种宗要学说。若就教法内容之类别而言，佛学统括理论与实践两方面，包括教、理、行、证四法。至于现代所称之佛学，则是为将佛法流行人间，化度新学根器众生，或为因应时代学术潮流，而强调以新方法加以整理，并作有条理、有系统之说明，而使之学术化者。传入中国以后的佛教，一直成为中国学术思想的一大主流，而且领导学术，贡献哲学思想，维系世道人心，其功不可泯灭。佛教文化既有佛经教义本身的元素，同时也吸收了中国文化精神的元素及表达方式。佛教文化实际也是佛教的基本教义和中国本土文化相结合的产物，这是一份全世界公有的巨大精神财富。

第一节　佛学文化的产生与发展

一、佛学的产生与东传

　　佛教的创始人是释迦牟尼，出生于三千年前的北印度。根据中国历史记载，释迦牟尼诞生在周昭王二十四年（前 1027 年），于周穆王五十三年（前 948 年）入灭。佛教自从西汉末年传入中国，流传至今已有两千多年的历史了，与中国本土文化相互结合，成为中华传统文化的重要组成部分。

　　佛，是梵文音译"佛陀"的略称，意译为"觉者""智者"，佛就是觉悟了的人。所谓"觉悟"，指彻底觉察、了知宇宙和人生的真相。由于觉悟者在认识和境界上存在着差异，一般将觉悟分三个层次：首先是"自觉"，就是自我觉悟宇宙人生的真相，这属于阿罗汉境界；其次在自我觉悟的基础上，也能使他人觉悟宇宙人生的真相。这种既能"自觉"，又能"觉他"的行为，属于菩萨境界。最后，在"自觉""觉他"的基础上，进一步将这种觉悟的行为做到尽善尽美，断除自我及他人的一切迷惑，利益无量众生，这叫"觉行圆满"，属于佛的境界。

自从释迦牟尼创始了教团之后，到目前为止，大致上分成两大系统，在世界各地传流。南传的小乘佛教，有锡兰（斯里兰卡）、缅甸、泰国、柬埔寨、越南等；北传的大乘佛教，有中国、朝鲜、日本等。佛教与基督教、伊斯兰教，并称为世界三大宗教。

二、佛教在中国的发展特点

佛教由印度传入中国以后，经过长期发展，形成了具有中国民族特色的中国佛教。由于传入的时间、途径、地区、民族文化和社会历史背景的不同，中国佛教形成三大系，即汉地佛教（汉语系）、藏传佛教（藏语系）、小乘佛教（巴利语系）。

（一）汉地佛教

佛教传入中国，历来均以东汉明帝永平年间，派使去西域取回《四十二章经》为佛法传入中国之始。传播地区以长安、洛阳为中心。中国内地营建的第一座寺院就是洛阳市东10千米处的白马寺。东汉时绝大部分佛经都是在洛阳白马寺翻译的。

佛教在中国的三国、魏、西晋各朝代时，主要传播活动仍是佛典翻译，魏都洛阳和吴都建业是传播活动的中心。这阶段的译经工作和对佛教教义的宣传、研究，为以后佛教发展打下了初步基础。到了南北朝时期，佛教得到了进一步发展，到处建有佛塔、寺院。举世闻名的佛教石窟艺术，如敦煌、云冈、龙门等古代的雕塑、壁画，都是这一时期开始建造的工程。这时有成就的佛经翻译家鸠摩罗什（344—413）所译的佛典有384卷，对佛教发展贡献极大。还有西行取经最有成就的法显（337—422）。他游历了印度、斯里兰卡等南亚三十余国，所取回的佛典和撰写见闻，为佛教发展和研究古代中、南亚诸国史地提供了宝贵的资料。南北朝时的梁武帝萧衍笃信佛教，他在位14年中，4次入寺院为僧，"南朝四百八十寺，多少楼台烟雨中"描绘出当时佛教的繁盛景象。

唐代是中国佛教发展的鼎盛时期。这时最著名的僧人之一玄奘（600—664）历时 19 年，长途跋涉五万余里，去到天竺取经，共翻译佛经 75 部 1335 卷，并写出了《大唐西域记》。唐太宗推崇玄奘为"法门之领袖""千古而无对"。

北宋朝廷对佛教采取保护政策，中国和印度的僧人间传法交往络绎不绝。天禧五年（1021 年），北宋佛教发展到顶峰，全国僧尼近 46 万人，寺院近 4 万座。南宋朝廷偏安江南，佛教仍保持一定盛况。元朝崇尚藏传佛教，但对汉地佛教也采取保护政策。

明朝开国皇帝朱元璋出身僧侣，即位后自封"大庆法王"，亲自讲佛法，度僧道，利用佛教帮助他巩固新建立的明朝政权。清朝各位皇帝都崇信佛教，皇室崇奉藏传佛教，汉语系佛教仍在民间流行。清朝末年中国出现了一批著名的佛学研究学者，如杨文会、欧阳竟无等。近代思想家如康有为、谭嗣同、章太炎、梁启超等都受过佛学的影响，并对佛教思想提出了新的见解，把佛学思想研究发展到一个新的水平。

（二）藏传佛教

藏传佛教，或称藏语系佛教，俗称"喇嘛教"。喇嘛，藏语意为"上师"。藏传佛教始于 7 世纪中叶，当时的藏王松赞干布迎娶尼泊尔尺尊公主和唐朝文成公主时，两位公主都带去了佛像、佛经。松赞干布在两位公主影响下皈依佛教，建大昭寺和小昭寺。到 8 世纪中叶，佛教又直接从天竺传入西藏地区。10 世纪末藏传佛教正式形成，13 世纪中叶开始流传于蒙古地区。此后的三百多年间，形成了各具特色的教派，普遍信奉佛法中的密宗。随着佛教在西藏的发展，上层喇嘛逐步掌握地方政权，最后形成了独特的、政教合一的藏传佛教。

（三）小乘佛教

小乘佛教，原是后来大乘佛教对原始佛教和部派佛教的贬称。学术界沿用之，而无褒贬义，主要经典是《阿含经》等。流传于我国云南省傣族、布朗族等地区，当地的佛教传统信仰与南亚佛教国（泰国、缅甸等）大致相同。大约在 7 世纪中叶，佛教从缅甸传入中国云南傣族地区，若干世纪以来，当地都保持着原始佛教的佛法、戒律和修学的传统。

第二节　佛学对中医理论的影响

一、佛学理论

（一）佛学"四大"观念对中医药理论的影响

"四大"是佛教名词，亦称"四界"，指地、水、火、风四种构成色法（相当于物质现象）的基本原素。以其能造作一切"色法"，称"能造四大"；被造作之诸色法，称"四大所造"。"界"是种类的意思，指地、水、火、风四种物质都能保持各自的形态，不相紊乱。"四大"亦名"四大种"，"种"有生长繁殖的作用，如种子。佛教认为，一切物质都是"四大"所生。地大本质为坚性，能受持万物而有保持作用；水大本质为湿性，能使物摄聚不散而有摄集作用；火大本质为暖性，而有成熟作用；风大本质为动性，能使物成长而有生长作用。据《圆觉经》载，由地、水、火、风四大和合而成人身。地大，地以坚硬为性，如人身中之发毛、爪齿、皮肉、筋骨等均属之；水大，水以润湿为性，如人身中之唾涕、脓血、津液、痰泪、大小便等均属之；火大，火以燥热为性，如人身中之暖气属之；风大，风以动转为性，如人身中之出入息及身动转属之。

佛教医学认为，"四大"是构成人体的四种基本元素，同时又是伤害人体的四种致病因素，每一种致病因素又会导致一类疾病的产生。一大不调，百一病生，四大不调，四百四病同时俱作。佛教医学的基本理论在传入中国的过程中，被部分医家接受并反映于著作之中。

陶弘景、孙思邈、王焘等均有以"四大"解释人的生理和病理的理论。南朝齐梁时陶弘景增补晋代葛洪的《肘后备急方》，得一百一方，改名为《肘后百一方》。在该书序中曰："佛经云，人用四大成身，一大辄有一百一病。"

隋代巢元方等所撰《诸病源候论》中，以中医五行学说和印度四大学说来阐明病源。唐代孙思邈进一步尝试将"四大"理论与中医的阴阳五行理论结合起来，所著《备急千金要方》对于"四大"说引证更多。如《备急千金要方·诊候》中记载，"经说地水火风，和合成人。凡人火气不调，举身蒸热；风气不调，全身强直，诸毛孔闭塞；水气不调，身体浮肿，气满喘粗；土气不调，四肢不举，言无音声。火去则身冷，风止则气绝，水竭则无血，土散则身裂。然愚医不思脉道，反治其病，使脏中五行共相克切，如火炽然，重加其油，不可不慎。凡四气合德，四神安和，一气不调，百一病生。四神动作，四百四病，同时俱发。又云：一百一病，不治自愈；一百一病，须治而愈；一百一病，虽治难愈；一百一病，真死不治。"在《备急千金要方·养性·调气法第五》中云："凡百病不离五脏，五脏各有八十一种疾，冷热风气计成四百四病，事须识其相类，善以知之。"王焘《外台秘要·叙眼生起一首》中也有引述："身者，四大所成也。地水火风，阴阳气候，以成人身八尺之体，骨肉肌肤，块然而处，是地大也。血泪膏涕，津润之处，是水大也。生气温暖，是火大也。举动行来，屈伸俛仰，喘息视瞑，是风大也。四种假合，以成人身，父母精血，寔斯增长而精成者也。"

明代张介宾、清代喻昌仍用四大解释疾病现象。明末清初医家喻昌撰《医门法律》，其"阴病论"中解说四大与阴阳五行的关系："佛说四百四病，地水火风，各居百一，是则四百四病，皆为阴病矣。夫水火木金土，在天成象，在地成形，原不独畸于阴。然而五行皆附地而起，水附于地，而水中有火，火中有风，人所以假合成身，身所以相因致病，率禀四者。金性坚刚，不受和合，故四大惟金不与。"

隋唐是我国佛教最兴盛的时期，这时的医家受佛医的影响较大，而当时中医理论体系已成熟完备，印度的"四大"学说远不如中医学的阴阳五行学说更具说服力、辩证性，所以之后未能广泛流传。

(二) 佛教医学理论对中药学的影响

佛教中的药物有广义和狭义之分，狭义的药物专指治疗生理疾病的自然药物。佛典中记载草类、木类、动物类等生药达数千种，其中常用的药物约 320 种。有些原产于印度、东南亚和西域等地，如丁香、木香、龙脑、豆蔻、诃黎勒、乳香、没药、郁金、阿魏、返魂香等，伴随佛教传入我国，成为中药的重要组成部分。佛香也属于佛教药物，其来源广泛，用途有浴香、涂香、焚香，除了在佛教活动中起到环境消毒和醒神怡神的作用外，还用于医疗。由于佛教戒律中以"不杀生"为五戒之首戒，所以佛经中用以治疗的药物少有"血肉有情之物"。大医孙思邈在《大医精诚论》中说"夫杀生求生，去生更远，吾今此方所以不用生命为药者，良由此也"。

在药物的治疗方法和剂型上，佛教医学亦带来许多丰富的内容。《千金翼方·养性》中的正禅方有助于坐禅入定，此方用春桑耳、夏桑子、秋桑叶三味，等分捣筛，以水一斗煮小豆一升，令大熟，以桑末一升和煮微沸，著盐豉服之，日三服，饱服无妨。并云"三日外稍去小豆，身轻目明，无眠睡，十日觉远智通初地禅，服二十日到二禅定，百日得三禅定，累一年得四禅定。万相皆见，坏欲界，观境界，如视掌中，得见佛性"。另外从敦煌出土医方中看到除常用的内服方法，还有外洗法、淋浴法、烫法、灸合汗出法、烟熏吸入药末法、敷法、葱叶导尿法、灌口灌鼻法、酒熏法、涂酥法、洗眼法、药膏摩五心法、灌肠导泻法、气熏法、塞药法、含药法以及温浸法等。在药物剂型上有汤剂、膏剂、丸剂、淋洗剂、含咽剂、栓剂、粉剂、散剂、滴剂、酒剂、烫剂、饼剂、熏剂等。

1. 药物的类别（四药之法）

佛教医学认为，只要能够治病，养身安身，是患者所需的，都可以用做药。佛医基于戒律的要求，在药物的分类上有独到之处。根据服药时间及时限特征将药物分为：时药、更药、七日药、尽寿药四大类。如《根本萨婆多部律摄》记载："言诸药者，总有四种。一时药，二更药，三七日药，四尽寿药。然此四种皆能疗疾，并名为药。病者所须非无病者。即此四种服食之时，皆应先作疗病心已，然后受用。"

佛经中保存药物学内容最多、最集中的是律藏部分。如在《摩诃僧祇律》《善见律毗婆沙》的"药犍度"、《五分律·药法》《四分律·药犍度》《十诵律·医药法》，以及《根本说一切有部毗奈耶药事》等律藏中，记载了较多内容。中国僧人对律藏所作的注疏中，也有不少医药方面的内容。如《南海寄归内法传》《法苑珠林》《一切经音义》等著作中，对许多药物的名称、性能等也有解说，这些珍贵的资料对现世也具有重要价值。

2. 药物的使用

佛教医学对药物的使用也有一定的原则和方法，与中药的使用有相似性，可互相参考。例如单药的使用，即由一味药组成的单方，如常用的单方有石蜜、姜汤、酥、油、诃黎勒方等。单药还可以指单一用法的药。对于不同药物的混合使用，属于复方药物的应用，它的原则是从严用药。

综上所述，佛教医学的药物学特点：第一，其药物的来源非常广泛，如天下万物皆是灵药。第二，佛教用药，遵守相应的戒律与规定，以植物药为主，兼以矿物药。但在某些特殊情况下，允许适当的变通。

二、佛教理论对中医心身医学的影响

佛教理论基于拯救众生于诸苦中，向众生提供了医治"心病"和"身病"的方法。佛教所倡导的八正道、三学、六度等修持之道都具有身心疗法的作用。

佛教的八正道，亦称八支正道、八支圣道或八圣道，意谓达到佛教最高理想境地（涅槃）的八种方法和途径。包括：①正见，正确的见解，亦即坚持佛教四谛。②正思维，又称正志，即根据四谛的真理进行思维、分别。③正语，正确的话语，说话应该诚实可靠，不说谎。说话要符合释迦牟尼的教导，不说妄语、绮语、恶口、两舌等违背释迦牟尼教导的话。④正业，正确的行为，即符合佛教的教义，不作杀生、偷盗、邪淫等恶行。⑤正命，过符合释迦牟尼教导的正确生活。⑥正方便，又称正精进，即不懈怠地修行佛法，以达到涅槃的理想境地。⑦正念，不忘四谛真理。⑧正定，专心致志地修习佛教禅定，于内心静观四谛真理，以进入清净无漏的境界。八正道中最根本的一道是正见，即信奉佛教的教义，其余七道都是在正见的基础上进行的修行。

佛教三学，戒、定、慧是佛学必修三种学业。戒即戒律，是佛门弟子的日常规范，如不杀生、不盗窃、不邪淫、不妄语、不饮酒。定即禅定，是摒除欲望，正审思虑，入定修持。慧即通过内心体验和证悟而获得佛教智慧。三学本质是虚、空、静，也是对八正道的归纳总结，是佛教修行的根本。戒学是三学的第一个阶段，戒主要有五戒、八戒、十戒、具足戒、菩萨戒等。戒学按内容可分为止持戒和作持戒两大类。止持戒是指止非防恶的各种戒；作持戒是指奉行一切善行的戒。二者相辅相成，为的是让佛教徒严守身、口、意三业，使身心达到清净无染的境界。定学就是禅定，禅的意思是静虑，清除杂念；定的意思是心专注于一境而不散乱，即精神状态集中。通过戒学进入禅定的状态，除掉烦恼，渐渐进入彻悟之境。慧学是三学的最高阶段，它指的是彻悟宇宙人生真相的般若智慧。佛教智慧既是佛教守戒习禅的理性基础，又是守戒习禅的理性结果。

佛教的六度是六种修行的方法，包括通过布施、持戒、忍辱、精进、禅定、智慧到达佛教描绘的清净世界。布施是指正确地对待事物而获得心理平衡；持戒是指消除不当的欲望而获得心理平衡；忍辱是指不受外界任何事物的影响而始终能保持心理平衡；精进是指要有不断进取的精神，最终获得高层次的心理平衡；禅定是指通过坐禅的方式消除杂念，从而获得心理平衡；智慧是指通过对自然的参悟而获得智慧的成就，从而达到高层次的心理平衡。

三、佛教理论对中医认识疾病的影响

（一）人类的疾病

人类的疾病主要表现为身体和心理两大方面，身、心疾病是两大疾病体系。

1. 身病

佛教讲生命个体是地、水、风、火四大和合的色体，在人的一生中，躯体免不了生、老、病、死等痛苦，若四大不协调，则会产生疾病。关于身体疾病的临床表现，佛经主要根据疾病的病相而有许多类型。如《阿毗达磨法蕴足论》曰："云何病苦？病谓头痛、眼痛耳痛、鼻痛舌痛、面痛唇痛、齿痛腭痛、喉痛心痛、风病嗽病、气病噎病、癞病淋病、痢病麻病、寒病热病、癫病痫病、呕逆疮肿、癣疥瘤瘿、滞下漏泄、痎癖枯痟，及余种种依身心起，身心疹疾，总名为病。"需要说明的是，虽然许多疾病呈现的结果是躯体之病，但是患病的根源在于心理或精神因素的失衡。

2. 心病

佛教医学讲心病的由来：横执我见，任性纵欲而已。人的心灵、精神由于烦恼的杂染是患病的根本，身体各脏腑组织等是患病的枝叶，佛教经典重视对心病的讲述，这也是佛教医学关注和诊治的重点。如《四谛论》曰："心病者因邪妄起，谓忧烦等。此病亦有二种：一缘内境名内门惑；二缘外为境名外门惑。由名因处有差别故，品类多种。名差别者，谓贪、瞋、慢、痴、见、疑、谄曲、欺诳等。因差别者，谓净相失相有无等相为心病因。处差别者，谓色等六尘，如经说，色爱乃至法爱。"又如《大智度论》对心病的种类作了简要说明，"种种内、外诸病，名为身病；淫欲、瞋恚、嫉妒、悭贪、忧愁、怖畏等种种烦恼、九十八结、五百缠、种种欲愿等，名为心病。"

现代社会，压力增大，抑郁症、焦虑症、失眠、神经官能症，负面的情绪、偏颇的性格，以及许多言语、行为、心理的异常表现困扰着许多人。这些都是人类的烦恼，佛教医学认为，烦恼会导致疾病，佛家的烦恼泛指与佛教教义相反的一切心理和行为，一切烦恼皆是虚妄。作为病因的烦恼包括七情致病的主要内容，造成人

的性情偏颇的心身疾病。中医学认为，长期的七情内伤，气机紊乱，会形成痰瘀闭阻、癥瘕积聚，导致癌症的发生。西医学认为，长期的心理精神压力、紧张情绪、偏激人格、负面低落的心态，容易损伤身体，发生疾病。

佛教医学认为，人类的种种烦恼、欲望会引起癌症。因此，佛教医学非常重视"心病"的存在、诊断、治疗和预防，提倡对心的守护和修炼，重视心的疗愈功能。

（二）疾病的治疗

在治疗方法上，佛教医学主张从身心整体着眼，针对不同病因，采用适宜的疗法，不但主张药物治疗，更重视调心养生为本，也提倡看护患者。佛教认为，心是决定苦乐升沉，乃至国土世界污染清净的关键。《杂阿含经》记载："心恼故众生恼，心净故众生净。"《大乘本生心地观经卷第四·厌舍品第三》："心清净故世界清净，心杂秽故世界杂秽，我佛法中以心为主，一切诸法无不由心。""自治其心""自净其意"是释迦牟尼认为解脱世间诸苦、提升精神境界的要道，《中阿含经·中阿含因品念处经》记载释迦牟尼教导徒众"以心治心"。

佛教通过参禅打坐，入静止观，内省静虑，明心见性，清静自然，调养疾病，修行四大，求得超脱，最后能寂灭一切烦恼，以圆满清净的功德而达到涅槃境界。这与《素问·上古天真论》"恬惔虚无，真气从之，精神内守，病安从来"的养生宗旨颇为接近。总体来讲，佛教医学与传统中医的治疗原则和方法是相近和相通的。

第三节　佛教文化对中医养生理论的影响

一、佛教饮食观

从佛教饮食观与中医养生关系显现出，佛教饮食遵循"戒杀""素食""饮茶""分餐而食"，所体现的饮食精神和蕴涵的养生观影响着中医养生的理论与实践。

佛教文化的传播直接影响到中国的饮食风俗。《佛说佛医经》认为"春三月有寒，不得食麦、豆，宜食粳米、醍醐诸热物；夏三月有风，不得食芋、豆、麦，宜食粳米、乳、酪；秋三月有热，不得食粳米、醍醐，宜食细米、籹、蜜、稻、黍；冬三月有风寒，阳兴阴合，宜食粳米、胡豆、羹、醍醐。"对四季饮食的宜忌作了具体的描述，其核心思想是要顺应自然规律，有所避宜，因时而食。

1. 素食

肉食在印度原始佛教中并不被禁止，允许食用"不见、不闻、不疑"之三净肉。佛教素食制度是佛教传到中国后，在中国僧尼中形成的。汉化佛教大乘经典中认为食肉就是杀生，在梁武帝严格惩罚饮酒食肉的出家人后，汉化佛教徒改变食肉的习惯，使茹素成为中国佛教的重要特征。佛教认为，吃肉在精神层面上易累积邪气，形成疾病，食素使身心避免受浊气干扰，有助于纯净身体，使人清新平和，长寿。中医学早在《黄帝内经》中就认识到膏粱厚味的害处，两晋时期仕人多崇尚清淡，自甘淡泊，认为"食肉者鄙"。佛教素食养生丰富了中医饮食养生理论，孙思邈说"每食不用重肉，喜生百病"；万全说"五味稍薄，则能养人，令人神爽"；朱丹溪也提倡素食的补阴之功。

在中国古代，如北魏时期贾思勰的《齐民要术》中，特辟"素食"一章，介绍了11种素食，是我国目前发现最早的素食食谱。宋代林洪的《山家清供》中所载的100多种食品，大部分都是素食，包括花卉、水果和豆制品；陈达叟所著的《本心斋蔬食谱》记录了20种蔬菜和水果制成的素食；清末薛宝辰的素食专著《素食说略》记述了200多种素食。可见素食在中国早有渊源，并且形成了我国具有佛教色彩的素食文化。

2. 酒

佛教对饮酒的害处有不少论述。《佛说分别善恶所起经》认为饮酒过量会生病，"醉便躄顿，复起破伤面目"；"醉卧觉时，身体如疾病"；"醉便吐逆"，故而禁酒。《大爱道比丘尼经》将酒譬为毒药、毒水、毒气，是众矢之源，众恶之本。《沙弥戒经》《大智度论》更分别数列了饮酒的36失和35失。释迦牟尼为了防微杜渐而厉行酒戒亦基于此。

佛教养生思想对中医养生产生一定的影响。佛教戒律，如五戒、十戒、菩萨戒等，多是对佛教信徒修行的纪律约束，具体说包含对酒、色、食等诸方面欲念的节制和约束，以使人专心修禅，提高道德品质的修养。这种思想被吸收融入养生学中，充实了养生学中养神固精节欲等方面内容。明代喻昌于《医门法律》中以佛教之戒告诫"释教以过午戒食，其大药王护身之一则欤。进之调摄，尤为紧关。"调摄乃治病、养生、护身、预防之关键，治防相合。程国彭于《保生四要》中提到节饮食的方法主要是不过食膏粱厚味，不纵酒，提倡清淡饮食。

3. 茶

饮茶对于中医养生之影响非只局限于佛教之影响，儒、道、医、民间均崇尚茶饮。廖育群曾提及："然而无论是'高雅的氛围'还是'爽神除困'，茶所具有的这两种功用，实际上一直被社会中的各种人群所了解和利用。"禅宗兴盛之后，禅渗透于中华文化的方方面面，而茶文化作为中国历史悠久的传统文化之一，在佛家禅宗的禅文化融入之下，茶禅文化应运而生，更形成了"禅茶一味"的佳话，为茶道的形成奠定了基础。茶与佛教的渊源不仅体现于禅宗，茶与佛教之间的关系非常的普遍与广泛，佛教对于茶文化的形成与发展具有重要的意义与促进作用。佛教中，僧人饮茶历史悠久，认为"茶有三德"，由"茶之德"生发出禅宗茶道，即坐禅时通夜不眠，满腹时帮助消化，茶可抑制性欲为"三德"。禅宗和尚日常修持之法就是坐禅，要求静坐、静心，达到身心"轻安"，观照"明净"。在坐禅难以坚持或意识迷糊时，饮茶可提神醒脑，增加精神，使坐禅坚持更久。

茶可以健体养生，亦可以涤心养生。茶叶、茶具和茶风俗、饮茶方式等，以其审美意趣成为中国文化的一个重要分支——中国茶文化。茶除了对身体层面有益处，还可以通过精神层面的愉悦，养性涤心，达到养生健康的目的。"茶之为用，味至寒，为饮，最宜精行俭德之人"（《茶经·一之源》）。从茶品，到人品，中医养生观与中国茶文化密切联系在一起。修身在茶文化中亦有充分的体现。"修身齐家治国平天下"中的修身不仅指身体，实际上是对心性的修养。中国茶文化的礼仪和规范，正是希望通过一种程式化的操作，达到"静、雅、和、美"，涤尘出俗，修养身心。中国传统文化十分重视"和"，中国茶文化也是以"和"为先。这种"和"，是以天人合一为精神内涵的"和"。"致中和，天地位焉，万物育焉"（《礼记·中庸》），儒家认为天地万物、人类社会都遵循一个共同的规律——和。中和之象，是天也是道的要求。

佛教与儒、道、医民间共同对中国茶道和养生产生影响，茶道荟萃了儒、道、佛三教的思想精华，使品茶适合修身养性。

佛教关于素食、戒酒、饮茶品茗这些丰富的卫生保健内容，促进了中医预防疾病、养生延年学术的发展。

二、佛教保健观

佛教医学重视养生保健，如百姓寻常之饮水，亦有特殊的服用方法和作用。《千金翼方·卷第十三·服水》篇记载了"服水"之法，孙思邈称赞水的作用，还论述了服水在养生保健中的特殊作用。孙思邈认为"夫天生五行，水德最灵。浮天以载地，高下无不至。润下为泽，升而为云，集而为雾，降而为雨，故水之为用，其利博哉。可以涤荡滓秽，可以浸润焦枯，寻之莫测其涯，望之莫睹其际，故含灵受气，非水不生；万物禀形，非水不育；大则包裹天地，细则随气方圆。"正因为水如此的重要，所以孙思邈非常重视服水养生治病的观点。如服水之前，要求"先发广大心，仍救三涂大苦，普度法界含生，然后安心服之"。其方法大致在天晴日未出时，烧香礼佛。乃向东方取水，以水置器中，候日出地，令水与日同时得三杯，杯各受一升，咒之三遍。向日以两手捧水当心，面向正东方并脚而立，先叩齿、鸣天鼓三通，乃以口临水上密诵咒一三五七遍，然后极微微用力，乃细细咽之。想三咽在左厢下，三咽在右厢下，三咽处中央下。周而复始。咽水服一杯，徐行二十步乃回，更饮一杯讫，又行四十步乃回，再饮一杯。复行八十步乃止。凡十岁至八十岁人，皆可依法服水，并食枣、栗。禁食陈米、臭豉、生冷、醋滑、椒姜等物，且不能在阴云、雾露、风雨之日进行。其获益迟速，根据各人根性的敏锐与否而定。

佛教还重视沐浴，《佛说温室洗浴众僧经》详述了洗澡的意义，并说俗僧要用七物洗澡；还提出用杨枝洁牙是修禅的必经程序，另外焚香避秽等也是僧人的卫生习惯。

佛教中丰富的卫生保健内容，经过历代医家们的吸收和实践，已改变了特有的宗教内涵，逐渐被纳入中国传统的医学养生学之中。正如《黄帝内经》所言，只有"法于阴阳，和于术数，饮食有节，起居有常，不妄作劳"，才能"形与神俱，而尽终其天年，度百岁乃去"，真正达到祛病延年的目的。

第四节　佛教身体观

佛教重生，爱护生命，一视同仁，讲究慈悲为怀，既重视生命的精神内容，也重视生命之色身。佛教认为，但凡芸芸众生、飞禽走兽都是生命之体，不能杀害，亦不能随意践踏损伤。尤其人身是修道的基础，要好好保护与爱惜。正如《孝经·开宗明义章第一》所言："子曰，'夫孝，德之本也，教之所由生也。复坐，吾语汝！身体发肤，受之父母，不敢毁伤，孝之始也'。"佛医对人体的形态组织、生理结构的认识又是怎样的呢？

一、形体结构

（一）骨骼

佛教认为，人体从怀孕后约一个月的时间，骨骼即开始生长。如《根本说一切有部毗奈耶杂事》记载："众骨聚成身，皆从业因有，顶骨合九片，颔车两骨连，齿有三十二，其根亦如是。耳根及颈骨，腭骨并鼻梁，胸臆与咽喉，总有十二骨。眼眶有四骨，肩髆亦两双，两臂及指头，总有五十骨。项后有八骨，脊梁三十二。此各有根本，其数亦四八。右胁边肋骨，相连有十三，左胁相连生，亦有十三骨，此等诸骨锁，三三相续连，二二相钩牵，其余不相续，左右两腿足，合有五十骨，总三百十六。支拄于身内，骨节相钩缀，合成众生体。"还有其他佛经也对骨骼系统进行了论述，如《大宝积经》《佛说内身观章句经》等。通过论述可以发现，佛经对骨骼的记载，主要说明了人身体不同部位的骨骼数目。虽然不同佛经对骨骼数目的记载或者称谓不完全一致，与现代医学的研究结果亦有出入，但对人体主要部位的主要骨骼已基本提到，从形态构造来看，也基本符合人体骨骼的实际状况。

（二）脉管

佛教医学所说的脉管，包括血管、筋脉组织、气管、经络和神经等部分而非仅指血管之意。关于脉管的叙述，佛经中多有记载，如《增壹阿含经》《毗奈耶杂事经》《分别功德论》等。《增壹阿含经》记载："比丘，一人身中骨有三百六十，毛孔九万九千，脉有五百，筋有五百，虫八万户。"《分别功德论》记载："人身中有三百二十骨，有六百节，七十万脉，九十万毛孔，一孔入九孔出。"可见此处之脉并非仅仅指血管，而是有更广泛的指代。

（三）组织器官

人的身体组成，在佛经中亦有论述。如《瑜伽师地论》曰："复次屡观众色，观而复舍，故名为眼。数数于此声至能闻，故名为耳。数由此故能嗅诸香，故名为鼻。能除饥羸数发言论表彰呼召，故名为舌。诸根所随周遍积聚，故名为身。"《佛说大安般守意经》曰："何等为身？何等为体？骨肉为身，六情合为体也。何等为六情？谓眼合色、耳受声、鼻向香、口欲味、细滑为身、衰意为种、栽为痴，为有生物也。"分别说明人的身体是眼、耳、鼻、舌等诸"根"和合而成，骨肉等组织构成人的"身"，六情合为人之"体"。

在《大般若波罗蜜多经》《涅盘经》《止观辅行传弘决》等佛教典籍中亦对人体的脏腑组织、生理结构、代谢产物等进行了相应的描述。共同之处是它们都将人体从外到内依次分成了三十六种类，十种称为外物：如发毛、爪、齿、垢、汗、泪、涕、唾、屎、尿。二十六种称为内物：如薄皮、厚皮、筋、肉、骨、髓、脾、肾、心、肝、肺、小肠、大肠、胃、胞、胆、血、脉、黄痰、白痰、癊、肪、月册、脑、膜、脓症。既包含了正常组织结构的名称，也包含了人体的代谢产物、排泄物、病理产物等名称的说明。

虽然这三十六种分法在佛经中并非完全一致，但足以说明，佛教典籍对人体的主要脏腑和组织器官已经有了一定认识，并且具有一定的指导作用。透过佛教对人体形态结构的描述与认识，在赞叹人体构造的神奇与精妙之外，更多的是启示我们生命形成的不易，要尊重与爱惜生命。

二、佛教伦理对中医学的影响

（一）普度众生、慈悲济世的医学宗旨

我国诸多医学著作书名用"慈""惠""普济""普救"等，如《慈惠方》《慈济方》《慈幼纲目》《慈幼便览》《普济方》《普济良方》《普救回生草》等，体现佛教伦理对医家的影响。

医学道德论著中，孙思邈著"大医精诚论"，把佛教伦理写入其中，如"大医治病，必安神定志，先发大慈恻隐之心，誓愿普济含灵之苦"成为我国医学伦理学的奠基著作。

（二）在医学教育中引入佛教戒律形式

佛教在管理弟子时制定一些规定，如五戒、八戒等。在医学道德教育中，我国一些医学著作受此影响也制定医学道德戒律。明代陈实功在《外科正宗》中著有《医家五戒十要》；清代张璐做《医家十戒》，喻昌做《医门法律》。为奖励学成的医学弟子，老师也通常赠送一把雨伞、一盏灯笼。

正如上文所言，佛教医学对生命、对身体的认识，以及"慈悲为怀""众生平等""大慈恻隐""普渡众生"等思想在中国历史上产生了一定的作用，也对中国传统医学产生了积极的影响，对每一位众生都有着重要的意义和启示。

第五节　佛教医学对中医学的贡献

佛教传入中土，同时也带来了佛教医学，佛医是佛教医学的简称，它是一门源于印度的宗教医学，具有系统的医药学体系，以佛教的教义、理论和古印度的医学、生命吠陀体系为基础。佛教医学是具有佛教信仰特征的医学，是自我觉悟、自我制约、自我治疗保健的医药。佛教医学源于古印度吠陀医学。早在公元前两千年，古印度吠陀医学已成规模，公元前一千年是古印度吠陀医学的全盛时期，医学典籍为《梨俱吠陀》《阿闼婆吠陀》《阿输吠陀》。内科的《阇逻迦集》、外科的《妙闻集》、儿科的《迦叶波集》，就是佛教全盛时期的医学代表作。隋唐史志经籍中载有《龙树菩萨药方》四卷、《龙树菩萨和香法》两卷、《龙树菩萨养性方》一卷、《婆罗门诸仙药方》二十卷、《婆罗门药方》五卷、《西域婆罗仙人法》三卷、《西域诸仙所说药方》二十三卷、《西域名医所集要方》四卷、《乾陀利治鬼方》十卷、《新录乾陀利治鬼方》四卷、《耆婆所述仙人命论方》三卷、《耆婆八十四门》一卷、《龙树咒法》一卷、《龙树眼论》一卷。

《大藏经》中收录了现存最多的佛教医籍，其中专论医理或涉及医理的经书约四百部，蕴藏着丰富的医药学知识，汇集了生理、解剖、药物、临证治疗、摄生保健、心理咒禁等多方面内容，博异丰盈，独具特色。它主要由基础理论、医药卫生、临床实践、养生保健、治疗方法等几方面内容构成。不仅有医治世人"身病"的方法和方药，亦包含医治世人"心病"和"灵性病"的佛法与相应措施。佛教医学虽然吸收了古印度医学的部分思想和治疗方法，但在哲学思想方面，却与古印度医学存在着本质的差别。佛教医学传入中国后，受到中国传统医学、社会、人文背景等影响而具有中国本土化的内涵与特点，形成了具有汉化特点的中国佛教医学体系。

一、佛教医学方药融入中医学

佛医随着佛教的传播进入我国之后，就被融入中医药学。如《千金翼方》收录了佛教医学诸多医方，卷十一的治赤眼方，卷十二"养生"的菖蒲方、耆婆汤，卷十七"中风"的硫磺煎主脚弱连屈虚冷方，卷十九"杂病"中的酥蜜煎主消渴方、羊髓煎主消渴口干濡咽方，卷二十一"万病"有苦参硝石酒方、大白膏方、大黑膏方等等。《外台秘要》收录佛医药酪酥煎丸、婆罗门僧疗大风疾方等。这些方药丰富了中医方剂学内容，为中医治疗提供了行之有效的方法。

二、佛教医学著作融入中医学

佛教医药文献被译成汉文的论医佛经有 85 部，如《佛说佛医经》《佛说医喻经》《千手千眼观世音菩萨治病合药经》《迦叶仙人说医女人经》《佛说咒时气病经》。尤其《佛说医喻经》对疾病起因、治疗方法和预防措施做了精要论述，被视为佛教医学纲领性经籍。

佛教医学的大量内容蕴藏在佛藏的"律""论"部，既有僧侣们关于医药方面的论述，又有对某些"经"的论疏，还有对当时印度僧侣生活医药方面的真实记述，比如《四分律》《四分律删繁补阙行事钞》《弥沙塞部和醯五分律》《十诵律》《摩诃僧祇律》《南海寄归内法传》《根本说一切有部毗奈耶药事》《善见律毗婆沙》《根本萨婆多部律摄》《本愿药师经古迹》等。此外，佛教典籍中，还有许多利用咒语治疗疾病的佛经，如《佛说咒齿经》《佛说咒时气病经》等。上述内容丰富了医家诊治疾病的手段，与中医治疗相得益彰。

三、佛教医学思想对古代医家的影响

历史上许多著名医家把佛医与中医相结合，著书立说，救死扶伤，真实生动地体现了医者仁心、慈悲济世的大医情怀。如晋代名医支法存、于法开、僧深，梁代陶弘景；唐代孙思邈、智𫖮、义净、鉴真、蔺道人；宋代施护、法贤、继洪。明清佛门僧俗医家著作众多，其中僧医著作 40 部、居士著作 350 部，冠以居士之名的有 50 余人，最著名的有李中梓、汪机、王肯堂、丁福保、程林、喻昌、程国彭等。

（一）孙思邈与佛学

孙思邈为唐代医学家，对医学有很深的研究，亦博涉百家学术，精通老庄，兼好佛典。代表著作为《备急千金要方》及《千金翼方》，书中论述了佛教医药的理论、方法、处方和用药，是我国古代从理论上阐述佛教医药学的最早论述者。

1. 佛教医学理论之引用

孙思邈根据佛教四百四种病的说法，从理论上阐述了疾病的病因、病机及治疗。孙思邈以疾风为例，指出风有黄、青、白、赤、黑五种，五风生虫，五虫而致恶病。《千金翼方·卷第二十一·耆婆治恶病》记载："疾风有四百四种。总而言之，不出五种，即是五风所慑。云何名五风？ 一曰黄风，二曰青风，三曰白风，四曰赤风，五曰黑风。其风合五脏，故曰五风。五风生五种虫：黄风生黄虫；青风生青虫；白风生白虫；赤风生赤虫；黑风生黑虫。此五种虫食人五脏。若食人脾，语变声散；若食人肝，眉睫堕落；若食人心，遍身生疮；若食人肺，鼻柱崩倒、鼻中生息肉；若食人肾，耳鸣啾啾，或如车行、雷鼓之声；若食人皮，皮肤顽痹；若食人筋，肢节堕落。五风合五脏，虫生至多，入于骨髓，来去无碍，坏于人身，名曰疾风。疾风者，是癞病之根本也。"孙思邈所论之"风"，乃今之麻风。在我国古代，寺院是战伤救护和疾病收容的重要场所，大凡像"癞风"之类的恶性传染病，家人往往遗弃之，佛门以慈悲为怀，故常怜惜而收容救治之，"耆婆治恶病"即为僧医治疗麻风病的经验总结。耆婆是佛陀时代的名医，精通"五明"之学，其医术尤为精湛，古治恶风托名于耆婆是在常理之中。孙思邈根据佛医理论，提出"一气不调"、"四神动作"为百病之源。如《备急千金要方·卷第一·诊候第四》记载，"一气不调，百一病生。四神动作，四百四病，同时俱发。又云：一百一病，不治自愈；一百一病，须治而愈；一百一病，虽治难愈；一百一病，真死不治。"

孙思邈引用佛医理论，还体现在治疗方法和行为规范上。《千金翼方·序》记载："人处物为灵，可幸蕴灵心阙、颐我性源者。由检押神秘，幽求今古"。《备急千金要方·大医精诚》曰："凡大医治病，必当安神定志，无欲无求，先发大慈恻隐之心，誓愿普救含灵之苦。若有疾厄来求救者，不得问其贵贱贫富，长幼妍媸，怨亲善友，华夷愚智，普同一等，皆如至亲之想。""其有患疮痍下痢，臭秽不可瞻视，人所恶见者，但发惭愧、凄怜、忧恤之意，不得起一念蒂芥之心，是吾之志也。"上文中的"处物为灵""大慈恻隐之心""普救含灵之苦""一念蒂芥之心"等，均源于佛教，孙思邈将佛教理论与中国传统的儒、道思想结合起来的医德规范被誉为千古风范的医德思想。

2. 佛教方药的研究

孙思邈著作中的佛家方药可分为两大部分，一为《阿伽陀圆主万病》，二为《耆婆治恶病》，这是孙思邈引用佛教医学思想的重要体现。此外，《千金翼方》也收录了佛家方药的内容。如"卷第二十一·阿伽陀丸主万病第二"详细论述了以阿伽陀丸为主药加减治疗 53 种病证。阿伽陀丸由紫檀、小檗、茜根、郁金、胡椒各五两（约合 94g）组成。孙思邈以其雄厚的功底，对阿伽陀丸驾轻就熟的灵活运用，以此为基本方，进退加减、运用自如，凡内、外、妇、儿诸科疾病均可用及。"卷第二十一·耆婆治恶病第三"论及方 11 首、论 7 首。11 方即阿魏雷丸散方、苦参硝石酒方、大白膏方、大黑膏方、浸酒法、浸汤法、又作酒法、仙人黄灵先生用天真百畏丸治一切癞病方、九霄君治十种大癞不可名状者服之病无不愈方、仙人治癞病神验方和矾石酿酒方。耆婆为古印度名医，生于公元前 6 世纪摩竭陀国。传说耆婆出生时"手持针药囊"，故被尊称为"医王"。耆婆长大后，志于"行学医术"，并行医于列国，治杂病、疗恶疾、开颅脑，成为当时最优秀的医家。《宋史·艺文志》录有《耆婆脉经》（三卷）《耆婆六十四问》（一卷）和《耆婆五脏论》（一卷）等书目。《千金翼方》中的"耆婆治恶病"指的是治疗麻风病之类的恶疾。上述的 11 首医方，组方独特、加工精细、富有创见，对指导临床不无启迪作用。如阿魏雷丸散，由阿魏、紫雷丸、雄黄、紫石英、朱砂、滑石、石胆、丹砂、萑芦、白敛、犀角、斑蝥、芫青、牛黄和紫柳共 15 味药组成，并详叙其治法、服法、禁忌等。

3. 融会佛教医学的临床特点

孙思邈凭借对儒、道、佛的精深造诣，博览群书、融汇百家，形成了独具特色的医疗经验和诊疗方法。

（1）坐禅用药两相宜

孙思邈认为，禅与药均能养生，药能益禅功，禅能助药效，两者相辅相成。《千金翼方·养性》中的"正禅方"，正是这种思想的体现。正禅方由春桑耳、夏桑子、秋桑叶三味药组成，同是桑树生，药效各不同。孙思邈认为，长服此方可身轻目明，"（服药）十日，觉远智通初地禅，服二十日到二禅定，百日得三禅定，累一年得四禅定。万相皆见，坏欲界，观境界，如视掌中，得见佛性。"

（2）益寿善用佛门方

孙思邈在《千金翼方·养性》中有一奇方——菖蒲方，此方为"天竺摩揭陀国王舍城邑陀寺三藏法师跋摩米帝以大业八年与突厥使主，至武德六年七月二十三日为洛州大德护法师净土寺主矩师笔译出"。菖蒲方以菖蒲和蜜，经数道工艺精细加工而成，具有延年益寿、聪明益智之功效。"又主癥癖、咳逆上气、痔漏病，最良。又令人肤体肥充，老者光泽，发白更黑，面不皱，身轻目明，行疾如风。填骨髓，益精气，服一剂，寿百岁。"

（3）耆婆秘方通神效

《千金翼方·飞炼》载有"耆婆大士治人五脏六腑内万病及补益长年不老方"，该方由紫石英、白茯苓、麦门冬（去心）、防风、芍药、炙甘草六味药，各七两组成。此方服之一年"万病皆愈"；二年"骨髓满实"；三年"筋化为骨，肉变为筋，身轻目明，除风去冷，辟鬼神良"；服之不绝则"寿年千岁，不老不衰而致神仙"。孙思邈强调在服此方的同时，"然服忌慎：须持五戒、十善，行慈悲心，救护一切，乃可长生"。与"阿伽陀丸主万病"的道理一样，孙思邈善用佛家单验秘方加减进退治疗各种疾病，无论内、外、妇、儿诸科，此二方均可作为主方以治之。此为孙思邈用佛家通治方结合佛家善行修养的经验，也是其临床特色的主要精髓之一。

（二）喻昌与佛学

喻昌是清初三大名医之一，他早年习儒，后又出家为僧，继又脱离僧团，四处云游，行医济世。由于喻昌一生中有数十年的佛门生活经历，对于佛教教理特别是佛医理论有较为完整与系统的认识，并作为其后数十年的行医指导。不仅如此，他结合自己的行医实践，形成了独具特色的佛医思想，在著述中加以阐述，留传至今。喻昌的佛医思想主要体现在对阴病的诊治上；结合佛门明心见性之观念，注重对病家的精神调养；以佛门素食原则为本的饮食和药饵之治则；对行医者的选定与仿佛门戒律而制定的医门戒律的阐述等几个方面。

1. 对阴病的诊治

喻昌在继承中国医学传统的基础上，结合佛教的"五蕴学说"，对病因学说加以拓展，提出"四大归阴说"。

从《素问》等经典来看，中医学的病因病理学说是以阴阳五行理论为基础，其中阴阳是核心，五行是构成人体的要素。同时五行的相生、相克是人体生命活动的关键所在。五行的太过与不及是人体致病的重要因素。佛教传入中国之后，佛学理论中的"五蕴"学说对中医病因的学说产生了一定影响。佛教的"五蕴"又称五阴、五众、五聚。其中的"蕴"在汉时译为"阴"，"五阴"即色受想行识，具体说来，色蕴，即一切色法之类聚。受蕴即苦、乐、舍等"受"及眼触等所生之诸种感受的积聚，亦即肉体之感受与精神之知觉等的感受作用。想蕴指眼触等所生之诸想。行蕴指除色、受、想、识外的一切有为法，亦即意志与心之作用。识蕴，即眼识等诸识之各类聚。正是这样，在佛教理论中把人抽象为"五阴"之和合，其中"色"属于物质现象，"受、想、行、识"则属于精神现象。所以人是物质现象与精神现象的统一，身与心的统一。同时，佛教理论中又把四大"风、火、地、水"作为构成一切事物的基本因素。同样，人体也是由四大构成。《佛说五王经》强调"何谓病苦？人有四大和合而成其身。何谓四大？地大、水大、火大、风大"。人若四大失调即会发病。

喻昌根据自己的行医经验结合佛教理论，在中医传统的阴阳五行理论基础上，进一步强调由于四大失调，导致人病，提出"四百四病，皆为阴病"的观点。他在《医门法律》卷二"阴病论"中强调"佛说四百四病，地、水、火、风，各居百一。是则四百四病，皆为阴病矣。夫水、火、木、金、土，在天成象，在地成形，原不独畸于阴。然而五形皆附地而起，水附于地，而水中有火，火中有风。人所以假合成身，身所以相因致病，率禀四者"。在喻昌看来，中医传统理论中的五行中的金有其独特之处，即"金性坚刚，不受和合，故四大惟金不与"。喻昌将佛教理论中的四大与传统中医的阴阳五行学说相结合，首先把五行认定为特殊之气，即清气在天成象，浊气在地成形。由此而将五行作为有形之物，也可以称之为五形。将其与佛教理论中的"五蕴"相比照，这即是色蕴。喻昌巧妙地将阴阳五行融会四大，使两者合二而一，成为理论基础。喻昌也特别注意到金与气不易结合之情况，将金排除在外，因而使自己的医学理论更为圆融。正是这样，喻昌的四大失调致病，"四百四病，皆为阴病矣"观点的创立，意义非同一般。喻昌强调：阴虚有二，如阴中之水虚，则病在精血；阴中之火虚，则病在神气。因此，喻昌主张医家诊治阴虚之病，"倘不能察其表里，又不能辨其虚实，但以风之为名，多用风药，不知风药皆燥，燥复伤阴，风药皆散，散复伤气，以内伤作外感，以不足为有余，是促人之死也"。(《医门法律·卷一·先哲格言》)与此同时,喻昌摸索出"昌每见病者,阴邪横发,上干清道,必显畏寒腹痛、下利上呕、自汗淋漓、肉瞤筋惕等证,即忙把住关门,行真武坐镇之法,不使龙雷升腾霄汉,一遵仲景已传之秘,其人获安"之病的处理经验,"会仲景意中之法,行之三十年,治经百人,凡遇药到,莫不生全,虽曰一时之权宜,即拟为经常之正法可也"。(《医门法律·卷二·阴病论》)这样,既救人不少,又震诸庸医之眼目,在中国医学史上留下了光辉的一页。

2. 注重精神调养

喻昌在继承中医学"七情""六欲"过度则致病的理论基础上,结合佛教理念特别是禅宗的禅修"安心"说,借以告诫医门同道在诊治外因致病的同时,也不可忽视精神因素所致的疾病。

喻昌在《医门法律》中专辟"先哲格言"一节,收载古圣前贤关于病因、病理的论述,强调"可见心为五脏六腑之大主,而总统魂魄,兼该志意。故忧动于心则肺应,思动于心则脾应,怒动于心则肝应,恐动于心则肾应,此所以五志惟心所使也"。对于五志失调所致的疾病,喻昌则希望病者能"从事空王,消除积恨可也"。空王,据《圆觉经》记载,佛为万法之王,故称空王。即喻昌希望病家通过长时间的佛门修行来调节心态,消除积恨,扶本除疾。这与人们常说的"心病还要心药医"当有异曲同工之效。也正是这样,喻昌特别强调人们心态的安稳。他认为,人们"设能善养此心,而居处安静,无为惧惧,无为欣欣,婉然从物而不争,与时变化而无我,则志意和,精神定,悔怒不起,魂魄不散,五脏俱宁,邪亦安从奈我何哉?"(《医门法律·卷一·先哲格言》)这正是以安稳之心,却病除虑,自然会心平气和,有延年益寿之效。

3. 素食为本的饮食原则与药饵之治则

在注重精神调养的同时,喻昌还注意病家饮食的配合,特别是从佛门素食护生为着眼点,强调饮食的清淡茹蔬。人食五谷蔬杂,味有轻重偏厚之别。从中医学的阴阳五行理论来看,辛、甘、酸、苦、咸五味,对人体五脏六腑各有宜忌,对于病家来说尤其重要。在论及"味过于苦,胃气乃厚;味过于辛,精神乃央"时,喻昌探其究竟,指出"观于胃气乃厚,由于脾气不濡,明系脾困,不为胃行津液,胃气积而至厚也。胃气一厚,容纳遂少,反以有余,成其不足,更难施治""至精神乃央,上文既云筋脉沮弛,明是筋脉得辛,而缓散不收也。况人之精神,全贵收藏,不当耗散,宁有辛既久,而不为殃害者耶?"喻昌强调"曰央则其为病,且有卒暴之虞矣。相传多食辛令人夭，岂不然哉？"喻昌的这一主张，实际上与佛门不食五辛之戒有关。

喻昌在为病家施方下药的同时，对病家饮食药饵也非常重视。外感初愈后病家的饮食，喻昌强调，"外病虽愈，而饮食药饵之内调者，尚居其半，特挈二事大意，为凡病感者，明善后之法焉"。(《寓意草·卷一·辨王玉原伤寒后余热并永定善后要法》) 然而，此时的病家，"盖人当感后，身中之元气已虚，身中之邪热未净，于此而补虚，则热不可除；于此而清热，则虚不能任。即一半补虚，一半清热，终属模糊，不得要领"。对此，喻昌提出"前哲有鉴于此，宁食淡茹蔬，使体暂虚，而邪易出，乃为贵耳！"他认为，"饮食之补，但取其气，不取其味，如五谷之气以养之，五菜之气以充之，每食之间便觉津津汗透，将身中蕴蓄之邪热，以渐运出于毛孔，何其快哉！"否则，"急于用肥甘之味以补之"，将导致"目下虽精采健旺可喜，不思油腻阻滞经络，邪热不能外出，久久充养完固，愈无出期矣"。

对于无病养老者的饮食，喻昌同样主张"食物诸无所忌，但能稍远肥甘。白饭香蔬苦茗，种种清胜尤妙"。(《寓意草·卷四·华太夫人饵术方论》) 不仅如此，他还注重药饵调养，在"华太夫人饵术方论"篇中，针对华太夫人长年服食茅山苍术丸，一年后身体轻健，三年后步履如飞，黑夜目中有光，可烛幽隐。喻昌认为"所谓服天气而通神明者，其不诬如此。"

喻昌虽然着眼的对象有所不同，或是从病家除余热，全面恢复着眼；或是对常人保健养生，但其总的机理却依然辨证施法，体现佛门茹素护生之原则与慈悲济众之心。

4. 仿佛门戒律的医门戒律

喻昌曾受佛门熏陶，对佛教理论有很深的了解与掌握，特别是对佛教戒律能够严格奉持。离开僧团后，他以行医为业，治病救人，仍以佛门戒律约束自己。看到当时有些执医者玩忽职守，喻昌很是不安，强调要以律戒医，"治天下有帝王之律，治仙神有上天之律。至于释门，其律尤严，三藏教典，仪律居三之一，由五戒而五百戒，直造自性清净，无戒可言，而道成矣"。(《医门法律·卷一·附申治杂证不可犯时禁病禁药禁》) 正是这样，喻昌认为"医为人之司命，先奉大戒而入门，后乃尽破微细诸惑，始具活人手眼，而成其为大医，何可妄作聪明，草菅人命哉？"(《医门法律·卷一·附申治杂证不可犯时禁病禁药禁》) 由此，喻昌进一步指出，医生一定是明良之辈，其德能仁恕博爱，其智能宣畅曲解，能知天地神祇之次，能明性命凶吉之数，处虚实之分，定顺逆之节，原疾病之轻重，而量药剂之多少，贯微洞幽，不失细少。只有这样，才能称得上是好医生。而对于那些违背医德，执医不严谨的人，应当借鉴佛门规制，要其脱离医界，自责自讼，深刻反省，改过自新，重新执业。"尝羡释门犯戒之僧，即不得与众僧共住，其不退心者，自执粪秽、杂役三年。乃恳律僧二十众佛前保举，始得复为佛子，当今之世，而有自讼之医乎？"因此，喻昌希望医门能借鉴于此，提倡医德自律，严格要求行医者，汰除庸混之辈，确保行医者之纯洁医德。非但如此，喻昌对于那些庸医误人，甚至草菅人命的行径深恶痛绝。晚年，喻昌总结自己数十年行医经验，依照先圣前贤之教导，仿佛门戒律之规，专门撰著《医门法律》一书。

佛教医学认为，人、自然、社会是一个互相联系、互相缘起、不可分割的整体。人类都有追求健康和长寿的愿望，而面对众多的疾病，佛医提倡高瞻远瞩，全面寻找出问题根本之所在，进而提供合理的诊治方案与治疗方法。毫无疑问，佛医的理论、方法和运用不仅对现代医学发展具有借鉴价值，而且可以直接为当代健康事业做贡献。佛教作为医治人类心灵和肉体创伤的思想体系，自然与医学有着千丝万缕的联系。它的许多理念与中医思想是一致和相通的，二者能够互相促进和完善。佛教医学理论独特的四大观、饮食观、用药观、戒律观及重生思想等等，自古至今对中医学的发展产生了一定影响，也影响了许多中医人士。佛陀言："我如良医，知病说药"。在佛教僧众看来，佛法本身就是一门解脱人间生老病死苦的医学。近年来，学术界的有识之士已经着手挖掘佛教文化宝库中，"佛教医学"这颗明珠，并把它视为一门独立的学科。相信佛学的文化精神、佛教医学与中国文化、中医学有机融合，一定能够相得益彰，为人类健康作出巨大贡献，造福百姓。

参考文献 ▷▷▷▷

1. 段玉裁.说文解字注 [M].北京：中华书局，2018.

2. 周易 [M].北京：中华书局，2011.

3. 张载.正蒙 [M].合肥：黄山书社，2021.

4. 孙思邈.备急千金要方 [M].北京：人民卫生出版社，2014.

5. 黄帝内经 [M].北京：中华书局，2013.

6. 张介宾.类经附翼 [M].太原：山西科学技术出版社，2013.

7. 司马朝军编著.《四库全书总目》精华录 [M].武汉：武汉大学出版社，2008.

8. 张其成.张其成全解周易 [M].北京：华夏出版社，2009.

9. 俞琰.周易集说 [M].上海：上海古籍出版社，1990.

10. 刘大钧.周易概论 [M].济南：齐鲁书社，1986.

11. 李镜池.周易探源 [M].北京：中华书局，1978.

12. 王弼.周易附略例 [M].北京：商务印书馆，1929.

13. 朱熹.朱文公易说 [M].上海：上海古籍出版社，1989.

14. 邵雍.邵雍全集 [M].郭彧，于天宝点校.上海：上海古籍出版社，2015.

15. 马伯英.中医医学文化史 [M].上海：上海人民出版社，1994.